苏州医学

· 2023 ·

全科医学研究

黄　敏　丁志良　主编

苏州大学出版社
Soochow University Press

图书在版编目（CIP）数据

苏州医学. 2023：全科医学研究／黄敏，丁志良主
编. --苏州：苏州大学出版社，2024.4
ISBN 978-7-5672-4776-5

Ⅰ.①苏… Ⅱ.①黄… ②丁… Ⅲ.①医学-文集②
家庭医学-文集 Ⅳ.①R-53

中国国家版本馆 CIP 数据核字（2024）第 073484 号

苏州医学·2023：全科医学研究
SUZHOU YIXUE·2023：QUANKE YIXUE YANJIU
主编 黄 敏 丁志良

责任编辑 王晓磊
助理编辑 王明晖
装帧设计 吴 钰

苏州大学出版社出版发行
（地址：苏州市十梓街 1 号 邮编：215006）
广东虎彩云印刷有限公司印装
（地址：东莞市虎门镇黄村社区厚虎路 20 号 C 幢一楼 邮编：523898）

开本 889 mm×1 194 mm 1/16 印张 9 字数 267 千
2024 年 4 月第 1 版 2024 年 4 月第 1 次印刷
ISBN 978-7-5672-4776-5 定价：45.00 元

《苏州医学·2023：全科医学研究》编写组

前　言

　　全科医学已经在中国发展三十多年了，受到党和政府的高度重视，得到医学界和公众的广泛支持。全科医学专业人士和基层广大医务工作者努力探索、学习研究，使全科医学学科得到了快速发展，全科医师规范化培训有序推进，全科医师受到医学界和社会的广泛认可。全科医师在家庭医生签约模式中发挥着不可替代的作用，他们服务基层，保障百姓健康，受到了老百姓的欢迎。

　　苏州是全科医学起步较早的城市之一，苏州市医学会 2009 年 5 月 30 日正式成立全科专业委员会，苏州市立医院方建新主任和苏州大学附属第二医院姜忠院长成为首届主任委员。苏州市立医院 2005 年开始探索全科医师培养，于 2006 年成为国家首批全科医师规范化培训试点基地，开始了全科医师规范化培训。截至目前，已有 13 批共 312 名全科医师规范化培训学员结业，其中 86% 的结业学员服务于基层医疗机构，76% 的结业学员从事全科岗位。截至 2022 年末，全市有乡镇卫生院 86 家、社区卫生服务中心（含站）550 家、村卫生室 612 家；注册全科医师 5 552 人，其中符合"5+3"培养模式的全科医师 1 539 人，平均每万居民拥有全科医师 4.3 人。

　　全科医学作为一门新兴医学学科，仍然处于建设发展阶段，还存在很多需要解决的问题。例如，学科的发展定位是什么？研究的主要方向是什么？基层全科医师的职业素养与知识技能能否满足百姓的诊治要求？基层全科医师如何扎根基层、持续提升自己的专业能力？等等。

　　作为一名全科人，需要努力学习全科知识，丰富全科理念，做到以人为本、整体理念、医防融合、防治结合，做好慢病综合管理。希望我们每一位全科医务工作者，朝着健康中国 2030 目标纲要，努力奋斗，不负韶华。

黄敏

苏州市立医院

2023 年 11 月

目　录

1

线粒体与缺血性脑卒中相关性的研究进展

缺血性脑卒中是全球成人致死、致残的主要原因之一，恢复血流供应或进行血管重建从而改善血脑循环已成为缺血性脑卒中患者的标准化治疗方案。然而，尽管恢复血流供应（再灌注）对于挽救缺血组织十分重要，但它也有可能通过改变某些细胞和分子机制加剧神经元损伤。既往研究表明，在缺血/再灌注损伤的病理生理过程中，线粒体作为一个决定细胞命运的关键调节因子发挥着重要作用。因此，线粒体的数量和质量控制对于避免线粒体损伤以及维持细胞内线粒体稳态具有重要意义。本文将阐述线粒体在脑缺血/再灌注损伤中的作用及其机制研究，并介绍目前最新的用于治疗脑缺血/再灌注损伤方面的线粒体调控机制的研究进展，为后续临床应用提供更有力的理论支持。

一、概述

脑卒中是目前人类的第二大死亡原因，同时也是我国居民的重要死亡原因。在我国，脑卒中每年新增病例数超过 200 万，是所有疾病中伤残调整寿命年最高的。高血压、高血脂、糖尿病、环境污染、吸烟、饮酒、低水果蔬菜饮食和高钠摄入是引起脑卒中常见的危险因素。其中高血压是引起脑卒中最主要的危险因素，我国 2013 年至 2014 年高血压的患病率为 28%，较 2002 年增长了近 50%。由于危险因素的逐年累积，人口老龄化的不断进展以及管理不足，我国脑卒中新增病例造成的家庭和社会负担将进一步增加。

既往研究表明，缺血性脑卒中（cerebral ischemic stroke，CIS）在所有新发脑卒中患者中占比高达 67%，在所有脑卒中患者中占比超过 80%。CIS 主要由血栓栓塞或动脉闭塞引起，近年来在全球呈现高发病率、高致残率和高死亡率。超过 50% 的患者遗留有神经功能缺损表现，包括偏瘫、步态不稳、肢体麻木、感觉异常、视野缺损、失语等，这些症状主要归因于脑缺血/再灌注（ischemia/reperfusion，I/R）损伤。重组组织型纤溶酶原激活剂（recombinant tissue plasminogen activator，rt-PA）是当前急性 CIS 的标准治疗药物，但由于治疗时间窗狭窄及出血风险，其应用仍然有限。因此，进一步对 CIS 的分子病理过程进行研究，将为开发新的治疗靶点和神经保护策略以减轻脑 I/R 损伤提供新思路。

线粒体是细胞的动力源，在维持细胞能量平衡和细胞存活中起到重要作用，其功能障碍是 CIS 的重要病理生理变化。线粒体由双层膜包围，外层磷脂膜包含蛋白质通道结构，使膜可通过 ≤10 KDa 的分子，如水、离子、二磷酸腺苷（ADP）和三磷酸腺苷（ATP）等。线粒体内膜作为能量代谢的反应中心，含有 ATP 合成酶复合物、电子传递蛋白复合物和 ATP/ADP 转运蛋白。它们通过氧化磷酸化、线粒体电子传递链（electron transport chain，ETC）产生能量并以 ATP 的形式储存。研究证实，大脑中的 ATP 大部分用于神经元电活动，神经元对 ATP 具有高需求性。在 CIS 时，血液供应减少，糖和氧被剥夺，线粒体对此十分敏感，ATP 合成受到干扰，能量平衡被打破，线粒体难以维持神经元的兴奋性和存活。除了产生能量外，线粒体还是活性氧（reactive oxygen species，ROS）的主要来源，参与调节多种细胞死亡机制，包括凋亡和自噬。I/R 损伤的特征之一是线粒体功能障碍，线粒体功能的保留对缺血后神经元的存活和神经功能改善至关重要。因此，以线粒体为靶点治疗 CIS 的研究近年来越来越多。

本文旨在总结目前关于线粒体参与 CIS 的分子机制及脑 I/R 损伤后靶向线粒体的相关干预及治疗手段，更好地了解线粒体在与缺血相关的神经元死亡和保护中的作用，为开发和创新针对 CIS 的治疗方案提供思路。

二、线粒体参与脑 I/R 损伤

（一）CIS 的病理生理机制

CIS 发生时颅内有两个主要的受损区域：脑缺血的核心梗死区及外围的缺血半暗带。核心梗死区一般是指脑血流量极速下降到低于能量衰竭阈值（15% ~ 20%）的脑区。核心梗死区在卒中后的几分钟内即可造成不可逆的损伤，该脑区的神经细胞无法被挽救，而缺血半暗带则是虽然功能受损但结构完整性保持不变的脑区。目前，关于急性 CIS 治疗的研究目标集中在挽救缺血半暗带的脑组织。当发生 CIS 时，血流受阻，对应供血区的脑组织缺血缺氧，从而导致神经功能障碍。当血液再灌注后，受损的脑组织会因富氧血流的恢复而受到进一步的伤害，从而导致 I/R 损伤，这是 CIS 病理过程的关键环节。CIS 后，神经元不能维持其正常的跨膜离子梯度和内稳态，这引发了一系列病理生理过程，包括线粒体功能障碍，ROS 过量产生，兴奋性毒性，蛋白质错误折叠，细胞凋亡、坏死，自噬和炎症等。CIS 发生后，线粒体功能出现障碍，这会导致线粒体产生 ATP 的水平极速下降，并且导致线粒体中的 ROS 过度累积。与其他脑细胞或者器官细胞不同的是，神经元具有极高的能量需求，但是却具有极少的能量储备。线粒体一旦出现功能受损，神经元就会因 ATP 耗竭进而引发缺血性级联反应，包括膜离子泵功能障碍，Na^+、Cl^- 和水的流入，细胞内 K^+ 的流出和膜去极化。多种反应相互激活，最终导致神经元死亡。

（二）线粒体参与 CIS 的机制

大脑作为对缺血和缺氧最敏感的器官，需要持续输送氧气和营养物质来维持其功能。成人大脑消耗的氧气量占全身氧气总消耗量的 20%，但大脑质量仅占总体重的 2%，因此，线粒体作为重要的能量来源，维持其自身功能正常并持续有效地提供能量对脑至关重要。既往研究表明，线粒体参与了脑 I/R 损伤，具体包括 Ca^{2+} 流入、线粒体通透性转换孔（mitochondrial permeability transition pore，mPTP）打开、ROS 过度生成、DNA 损伤和突变、激活细胞凋亡、降低烟酰胺腺嘌呤二核苷酸（nicotinamide adenine dinucleotide，NAD^+）水平、线粒体动力学失衡和线粒体位置异常等。

线粒体呼吸链中 ROS 的产生是脑 I/R 损伤的起始环节，ROS 的累积在再灌注期引发级联组织损伤。研究表明，琥珀酸作为柠檬酸循环（citric acid cycle，CAC）的代谢物，在缺血期含量显著升高，并在再灌注期迅速被氧化，被氧化的琥珀酸最终通过反向电子传递（reverse electron transport，RET）促使复合物 I 中 ROS 的产生，导致氧化损伤和线粒体功能的破坏。损伤的线粒体会产生大量的 ROS，进而影响相邻线粒体的功能。由于线粒体既是 ROS 产生的来源，又是 ROS 的目标，因此氧化剂诱导的线粒体功能障碍在 CIS 患者身上往往形成恶性循环。此外，ROS 的释放导致线粒体 DNA（mtDNA）氧化和突变、线粒体蛋白释放和线粒体自噬受损，ROS 的积累还会促进神经炎症和神经元凋亡的激活（图 1）。

CIS 发生后的几分钟内，ATP 耗尽使钠钾泵失活，然后过量的谷氨酸被释放到细胞外液中。谷氨酸作为中枢神经系统中主要的兴奋性神经递质，通过与相应受体结合调节神经元功能。在缺血、缺氧条件下，细胞外高水平的谷氨酸诱导大量 Ca^{2+} 内流，进一步加剧线粒体钙超载。作为对线粒体钙超载的一种反应，mPTP 的开放已被证实参与细胞凋亡和坏死性细胞死亡，mPTP 的开放导致线粒体膜电位（$\Delta\Psi m$）降低、线粒体去极化和线粒体物质向细胞质的易位。线粒体钙超载启动了一系列反应，从 mPTP 开放和 $\Delta\Psi m$ 消失到过量 ROS 产生，激活神经炎症最终致使神经元死亡。细胞色素 c（Cytc）作为线粒体电子传递链（ETC）中的电子载体，对有氧能量的产生起着至关重要的作用。此外，它也是细胞凋亡的关键调节因子。在 I/R 损伤后线粒体中 Cytc 的释放是细胞凋亡的重要步骤，介导凋亡体的形成，造成细胞死亡。同时，ATP 的降低会造成 NAD^+ 水平下降，而 NAD^+ 是在兴奋毒性和缺血状态下维持神经元存活的关键因素。NAD^+ 水平下降可促使线粒体移至内质网（endoplasmic reticulum，ER）附近形成线粒体相关内质网膜（mitochondrial-associated ER membranes，MAMs），参与 mPTP 开放，这是 I/R 时脑细胞死亡的重要标志。目前，多种具有明确治疗脑卒中作用的药剂被发现可以通过抑制 MAMs 相关蛋白来减轻 CIS 后神经元损伤。研究表明，I/R 损伤可促使 mPTP 开放，而心磷脂、线粒体 ROS（mtROS）、mtDNA 则会被释放到细胞质中，一旦被先天免疫受体识别，它们将作为危险信号加剧缺血损伤。

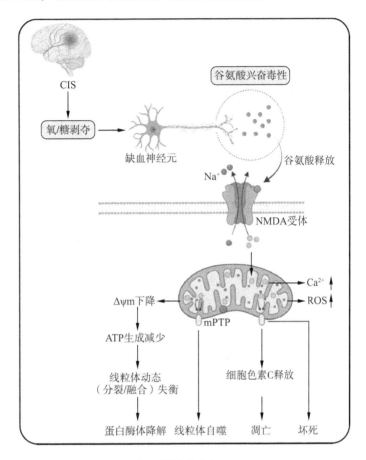

图 1　线粒体参与 CIS

此外，mtDNA 基因突变与线粒体功能障碍相关，mtDNA 比核 DNA 更容易发生突变。在 CIS 患者中，mtDNA 突变的频率明显升高，其中，许多突变引起氨基酸的改变，从而导致了蛋白质结构的改变。mtDNA 中基因编码亚基的突变导致更多 ROS 的产生，而这又使得 mtDNA 更容易发生突变。

三、CIS 中的线粒体质量控制体系

（一）线粒体动力学

线粒体动力学是指细胞中的线粒体可持续不断地进行分裂与融合，既可相互融合连接形成网络状结构，也可以分裂形成彼此分散存在的个体的动态变化。生理状态下，线粒体融合和分裂的协调运作，可以使线粒体有效运转、线粒体群体同质化增加和有效地进行氧化磷酸化。而在病理状态下，线粒体受到应激后会产生功能损伤，受损的线粒体首先会通过线粒体动力学，即推动线粒体的裂变和融合来维持其功能的正常运行；若这种机制未能及时挽救细胞的损伤，则会激活线粒体自噬参与维持线粒体质量控制（图 2）。

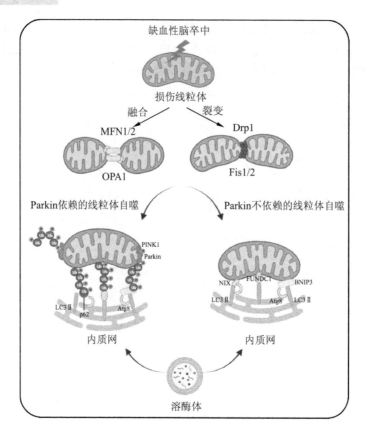

图2　CIS后线粒体动力学失衡及线粒体自噬

　　介导线粒体融合和分裂的关键成分属于GTP酶的动力蛋白家族，其利用GTP水解来驱动生物膜上的机械工作。线粒体分裂是一个多步骤的动态过程，允许一个线粒体分裂成两个子线粒体。线粒体相关蛋白1（dynamin-related protein 1，Drp1）是一种胞质蛋白，激活后定位到线粒体膜上，在膜上寡聚化后形成环状结构，负责收缩并分裂线粒体。而线粒体融合分为线粒体外膜（outer mitochondrial membrane，OMM）的融合与线粒体内膜（inner mitochondrial membrane，IMM）的融合，分别由有丝分裂融合蛋白1（mitofusin1，MFN1）、有丝分裂融合蛋白2（mitofusin2，MFN2）以及视神经萎缩蛋白1（optic atrophy 1，OPA1）参与。

　　正常情况下，线粒体融合和线粒体分裂处在一个动态平衡的状态，这种平衡对于维持线粒体稳态和细胞存活至关重要。CIS发生后，这种平衡会被打破，从而导致线粒体功能受损和细胞死亡增加。受到缺血、缺氧损伤的神经元会在这种应激条件下增强线粒体裂解和/或减弱线粒体融合，最终导致线粒体形态上的碎片化。目前，关于细胞如何在融合和裂变之间保持特定平衡的研究较少，但是人们已经观察到裂变事件经常发生在融合事件之后不久，这表明两个过程之间存在反馈。

　　目前，针对线粒体分裂的研究主要集中在Drp1蛋白活性的抑制上。研究发现抑制Drp1活性进而减少线粒体分裂对神经具有保护作用。Drp1的活性由两个关键的丝氨酸磷酸化位点调节，丝氨酸616位点的磷酸化会增强其活性，而丝氨酸637位点的磷酸化则减弱其活性，二者的比值决定了Drp1的最终状态。Bβ2是一种线粒体定位的蛋白磷酸酶2A（PP2A）调节亚单位，其被认为是Drp1的内源性激活蛋白，既往研究表明敲除Bβ2可以维持线粒体细长状态，保护神经元，减轻缺血性脑损伤。A激酶锚定蛋白1（mitochondrial A-kinase anchoring protein 1，AKAP1）被认为是一种内源性Drp1抑制剂，在既往脑缺血动物模型研究中，AKAP1减少会造成Drp1抑制性磷酸化下调，加重CIS损伤。而使用线粒体分裂抑制剂1（Mdivi-1）可以抑制Drp1的GTP酶活性，并下调线粒体介导的凋亡，进而在CIS中起到保护作用。

　　目前的研究尚不能证明增加线粒体融合可以改善线粒体功能，但是基因干预线粒体融合蛋白已经提供了临床前证据。研究表明 OPA1 的变化与脑缺血后线粒体动力学功能障碍之间存在联系。脑缺血后线粒体发生肿胀，过表达 OPA1 可以恢复脑 I/R 损伤后线粒体嵴的形态和线粒体长度，通过调节线粒体动力学对脑 I/R 损伤提供神经保护。既往研究表明，应激诱导的 OPA1 被 OMA1（一种线粒体应激激活蛋白酶）加工后，会将 OPA1 转化为裂解体 S1-OPA1，从而抑制线粒体融合并引发线粒体裂解，并且外源性过表达 S1-OPA1 会加重 I/R 诱导的神经元线粒体碎裂和功能障碍。原代皮层神经元氧-葡萄糖剥夺/再灌注（OGD/R）后 MFN1 表达增加，MFN2 表达减少，导致线粒体功能障碍并发生肿胀，最终造成神经元死亡。MFN1 和 MFN2 具有高度同源性，但二者介导的水解活性和融合效率却不相同，两者可形成同型或异型复合物并介导 OMM 的融合。上调 MFN2 可以减少 MMP 丢失、降低磷酸化 ERK 和增加 Bcl-2/Bax 比值，从而减少线粒体裂变、ROS 释放，减弱缺氧诱导的神经元凋亡。

因此，通过小分子或遗传途径调节线粒体融合和分裂的过程可以减轻缺血性脑损伤，提高神经功能恢复水平。

（二）线粒体自噬

自噬被认为是一种降解非必要或受损的细胞器或蛋白质以维持细胞稳态的自然过程。2005 年，由 Lemasters 及其同事首次提出了线粒体自噬这一概念，他们将线粒体自噬定义为一种自噬反应，专门负责清除受损的线粒体，以维持线粒体稳态，整个过程分为超早期、早期、中期和末期 4 个阶段。超早期，线粒体受损后发生通透性转变，导致线粒体去极化，诱导线粒体自噬相关蛋白活化；早期，自噬体包裹受损线粒体，形成线粒体自噬体；中期，线粒体自噬体与溶酶体融合后形成成熟的线粒体自噬溶酶体；末期，线粒体被溶酶体降解。这种动态过程在调节线粒体数量和维持线粒体正常功能等方面发挥重要作用。目前的研究普遍认为在 CIS 中适度地激活线粒体自噬具有保护作用，而过度的线粒体自噬可能会加重神经细胞的死亡。近期多项关于脑 I/R 的研究证明了这一点，因此线粒体自噬是目前基础研究和临床应用研究的新热点。目前认为在哺乳动物细胞中存在 2 条介导线粒体自噬激活的重要信号通路：PTEN 诱导性激酶 1（PTEN induced putative kinase 1，PINK1）/Parkin 依赖性通路和 PINK1/Parkin 非依赖性通路（图 2）。

1. PINK1/Parkin 依赖性通路

PINK1/Parkin 依赖的泛素化途径介导的自噬是哺乳动物细胞中最常见的线粒体自噬类型。在健康的线粒体中，PINK1 会被转运到线粒体，然后被线粒体加工肽酶（mitochondrial processing peptidase，MPP）降解以及被早老素相关菱形样蛋白（presenilin associated rhomboid like protein，PARL）切割，随后被转运到胞质内并被蛋白酶体降解。而在受损的线粒体中，线粒体膜首先会发生去极化阻断 PINK1 进入线粒体，同时 PINK1 通过外膜转位酶（translocase of outer mitochondrial membrane，TOM）在线粒体外膜积累，PINK1 分解受损并保持稳定的 PINK1 活性。PINK1 的激酶活性会招募胞质中的 Parkin 聚集到受损的线粒体上，诱导 E3 泛素连接酶 Parkin 磷酸化，产生 Ser65 磷酸化 Parkin，从而激活 Parkin 的酶功能，并导致线粒体外膜上的电压依赖性阴离子通道 1（voltage dependent anion channel 1，VDAC1）和 MFN1、MFN2 及衔接蛋白被 Parkin 泛素化，泛素化的衔接蛋白结合微管相关蛋白轻链 3（microtubule-associated protein light chain 3，LC3）和内质网膜，形成自噬小体，然后与溶酶体融合形成自噬溶酶体，最终降解受损的线粒体。

2. PINK1/Parkin 非依赖性通路

线粒体自噬的另外一条途径是通过线粒体相关受体介导的。目前在哺乳动物细胞中鉴定出多种线粒体自噬受体，如 BNIP3、NIX、PHB2 和 FUNDC1，这些线粒体自噬受体大多定位于线粒体外膜，并且可以与 LC3 直接结合从而激活线粒体自噬。不同的受体保证了不同组织和不同刺激的特异性。既往研究表明，通过激活 BNIP3L/NIX 介导的线粒体自噬可以减轻脑 I/R 损伤。FUNDC1 是定位于线粒体的膜蛋白。FUNDC1 通过其 LIR 结构域与 LC3 结合，形成自噬双分子层膜包裹线粒体，诱导线粒体自噬。

近年来，关于脑卒中与线粒体自噬相关性的研究较多。2014年，李强等人进行了关于西罗莫司在CIS疾病模型中的研究，发现西罗莫司可以显著增强线粒体自噬、减少脑梗死体积、改善神经功能，减轻了线粒体功能障碍从而发挥保护神经的作用。类似的结果在亚甲蓝中有着同样的表现，通过使用大鼠大脑中动脉闭塞（middle cerebral artery occlusion，MCAO）模型，亚甲蓝被证实可以通过促进线粒体自噬，减少神经细胞坏死和改善神经功能。二十二碳六烯酸（DHA）作为一种必需的ω-3脂肪酸，近期被证明在小鼠I/R损伤模型中，可以通过PINK1/Parkin依赖性通路增强线粒体自噬，减少ROS的累积和线粒体损伤，从而减少脑梗死体积、神经元凋亡和减轻行为功能障碍。而Mdivi-1作为一种特定的线粒体自噬抑制剂，可以逆转DHA的这种神经保护作用。2022年，一种水溶性槲皮素结合物同样被证实可以通过激活线粒体自噬对脑缺血性损伤发挥神经元保护作用。相信对线粒体自噬分子生物学机制的深入研究将为CIS提供新的治疗策略和潜在的治疗靶点。

四、线粒体转移与线粒体移植

线粒体转移在2006年被首次发现，来自骨髓基质细胞（bone marrow stromal cells，BMSCs）的线粒体能够迁移到线粒体缺陷的A549肺癌细胞并恢复它们的有氧呼吸。随后越来越多的研究证实，线粒体可以穿过细胞膜或者在细胞水平上进行转移。这种细胞间的线粒体转移不仅调控了线粒体质量控制，还影响了细胞的增殖、分化、代谢、炎症反应、衰老、应激和迁移等重要过程。线粒体可以通过胞外囊泡的形式直接排出细胞外，也可以通过细胞间形成的隧道纳米管（tunneling nanotubes，TNTs）互相传递。

胞外囊泡可以携带线粒体实现细胞间的转移与运输，并且这种运输是双向的。神经元可以将损伤的线粒体释放并转移到星形胶质细胞中进行处置和回收。星形胶质细胞也可以向受损伤的神经元通过胞外囊泡转移功能性线粒体，将神经元从缺血、缺氧的状态中解救出来，这种运输由CD38-cADPR（环ADP核糖）-Ca^{2+}信号通路介导。触发CD38和添加cADPR会增加星形胶质细胞的线粒体释放，而在敲除CD38或BAPTA-AM（一种细胞内Ca^{2+}螯合剂）后，星形胶质细胞释放的线粒体减少。

TNTs是一种允许蛋白质、可溶性分子和细胞器交换的动态结构，是线粒体的主要传递系统。在CIS早期，机体便会启动这种应急机制，使健康细胞向损伤细胞输送线粒体来挽救受损细胞。线粒体外膜上的Miro1（mitochondrial Rho GTPase1）是首个被发现的在线粒体TNTs依赖性细胞间转运中起关键作用的蛋白，敲除Miro1可阻断线粒体在细胞间的转运，而Miro1过表达则会导致线粒体转运的增加。此外，微管运动蛋白驱动蛋白家族成员5B（kinesin family member 5B，KIF5B）也被认为是线粒体转移的调节因子，敲除KIF5B会降低线粒体转移的速度。连接蛋白43（Connexin 43，CX43）是一种调节细胞连接通道或TNTs的间隙连接蛋白，介导细胞间的细胞器交换或迁移。CX43的过表达促进了细胞间TNTs的形成，但是沉默CX43并不能完全阻止线粒体在细胞间的转移，表明有其他机制参与了线粒体转移的调节。

目前的研究已经证实了线粒体移植是一种富有潜能的治疗危重疾病的方法，特别是对于I/R损伤。线粒体移植可以补充健康的线粒体或者消除受损的线粒体，可以恢复失衡的线粒体动力学，这被研究者认为可能是减轻卒中诱导的神经元死亡的一种潜在方法。线粒体移植的应用取决于分离的线粒体的来源、质量、递送方案以及需要补充线粒体的细胞摄取。目前的技术手段已经实现了活细胞间的线粒体移植，研究人员利用多功能单细胞显微操作FluidFM技术从活细胞中提取线粒体，并移植至新的细胞。该技术用于活细胞真核内和细胞间的细胞器微操作中，并且不会影响细胞活力，为线粒体移植治疗提供了强有力的技术支持。

五、结论

线粒体功能障碍是CIS病理过程中的早期事件之一，生物能量缺陷、线粒体形态结构异常和线粒体动力学异常在细胞死亡信号通路的激活中起核心作用。研究表明，通过药物或遗传干预手段靶向线粒体质量控制、线粒体动力学等途径，可以起到神经保护的作用，因此线粒体途径可以作为CIS疾病中抑制脑细胞死亡的靶点。然而，CIS是受多因素影响的疾病，临床前研究虽然在多个方面证明了靶向线粒体的有效性，但在临床实践应用方面仍需要一定的时间。虽然现阶段的研究仍处于探索阶段，但已为CIS的治疗提供了一个新思路。

参考文献

［1］ Global, regional, and national age-sex specific mortality for 264 causes of death, 1980—2016：a systematic analysis for the Global Burden of Disease Study 2016［J］. Lancet, 2017,390(10100)：1151–1210.

［2］ FEIGIN V L, KRISHNAMURTHI R V, PARMAR P, et al. Update on the Global Burden of Ischemic and Hemorrhagic Stroke in 1990—2013：The GBD 2013 Study［J］.Neuroepidemiology, 2015,45(3)：161–176.

［3］ MONDAL N K, BEHERA J, KELLY K E, et al. Tetrahydrocurcumin epigenetically mitigates mitochondrial dysfunction in brain vasculature during ischemic stroke［J］.Neurochemistry international, 2019,122：120–138.

［4］ WANG T, WANG F, YU L, et al. Nobiletin alleviates cerebral ischemic-reperfusion injury via MAPK signaling pathway［J］.American journal of translational research, 2019,11(9)：5967–5977.

［5］ KALPAGE H A, WAN J, MORSE P T, et al. Cytochrome c phosphorylation：Control of mitochondrial electron transport chain flux and apoptosis［J］.The international journal of biochemistry & cell biology, 2020,121：105704.

［6］ FLIPPO K H, LIN Z, DICKEY A S, et al. Deletion of a Neuronal Drp1 Activator Protects against Cerebral Ischemia［J］.The Journal of neuroscience：the official journal of the Society for Neuroscience, 2020,40(15)：3119–3129.

［7］ FLIPPO K H, GNANASEKARAN A, PERKINS G A, et al. AKAP1 Protects from Cerebral Ischemic Stroke by Inhibiting Drp1-Dependent Mitochondrial Fission［J］.The Journal of neuroscience：the official journal of the Society for Neuroscience, 2018,38(38)：8233–8242.

［8］ HE L, ZHOU Q, HUANG Z, et al. PINK1/Parkin-mediated mitophagy promotes apelin-13-induced vascular smooth muscle cell proliferation by AMPKα and exacerbates atherosclerotic lesions［J］.Journal of cellular physiology, 2019,234(6)：8668–8682.

［9］ HAYASHIDA K, TAKEGAWA R, SHOAIB M, et al. Mitochondrial transplantation therapy for ischemia reperfusion injury：a systematic review of animal and human studies［J］.J Transl Med, 2021,19(1)：214.

作者：谈心，苏州市立医院

李浩，苏州大学附属第一医院

审稿：冯红，苏州市立医院

［基金项目：南京医科大学姑苏学院姑苏项目（GSKY20210207）］

老年慢性病护理模式的构建及效果评价

本文探讨老年慢性病护理模式的构建及其效果。选择 2017 年 1 月至 2020 年 1 月在张家港市第一人民医院就诊的老年慢性病患者共 80 例作为研究对象，根据住院时住院号的不同，奇数为对照组，偶数为观察组，对照组患者采用常规的护理模式，观察组患者采用老年慢性病护理模式，比较两组患者自我效能、服药依从性、生活质量和护理满意度。结果显示：护理前，两组患者服药自我效能和依从性均一般且无明显差异；护理后，观察组患者自我效能和依从性明显得到提高，观察组患者生活质量较对照组患者显著提升，观察组患者对护理人员的满意程度明显高于对照组患者。构建老年慢性病护理模式可有效提高患者的自我效能以及服药依从性，在一定程度上提高患者的生活质量和改善医患关系，提高患者对护理人员的满意度。

慢性病是老年患者的多发病和常见病。慢性病病程较长，病因未完全明确。根据流行病学统计，我国半数以上老年人患有慢性病。针对慢性病发病率高的特点，有学者提出构建并实施老年慢性病护理模式，即在医护人员、患者个人以及家庭的共同努力下，为患者进行慢性病护理，以此来改善患者的临床症状，提高患者的生活质量。我院进行了老年慢性病护理模式的构建，效果令人满意，现将结果记录如下。

一、资料与方法

（一）一般资料

选择 2017 年 1 月至 2020 年 1 月在我院就诊的老年慢性病患者共 80 例作为研究对象，根据住院时住院号的不同，奇数为对照组，偶数为观察组。观察组中，男女患者分别为 24 例和 16 例；年龄 57~71 岁，平均年龄（62.4±6.2）岁；学历水平为初中以下者 15 例，初中及以上者 25 例。对照组中，男女患者分别为 25 例和 15 例；年龄 59~74 岁，平均年龄（63.2±7.1）岁；学历水平为初中以下者 17 例，初中及以上者 23 例。经过比较，两组患者的一般资料无明显差异（$P>0.05$）。

纳入标准：① 神志清楚，具有一定的文化程度；② 患者均诊断明确，符合相关慢性病的诊断标准；③ 已经向患者及其家属交代研究相关内容，患者表示自愿参与。

（二）方法

对照组患者采用常规的护理模式，包括健康宣教、生活和饮食指导、康复指导等。观察组患者采用老年慢性病护理模式，具体措施如下。

（1）首先组建慢性病护理团队。团队成员包括高血压、糖尿病等专科医生和护士长、全科医生、全科护士长、心理辅导医生以及相对应科室的护理人员，由全科护士长负责，进行组织、协调和管理。对小组成员定期进行培训，培训内容包括测血压、测血糖及指导相关并发症的护理。

（2）在患者住院期间，将患者集中组织起来进行健康宣教。在宣教完毕后，患者可进行自由讨论并交流经验。宣教医生可为小组成员或相应的专家，对患者进行饮食、运动护理，同时也要关注患者的心理状况，及时疏导患者的不良情绪。根据病情变化适时调整护理计划，指导患者常用药物的用法、相关注意事项，同时指出不良反应和相关服药误区，减少患者药物不良反应的发生。可为患者设置闹钟，或请家属监督提醒患者按时服药，提高服药依从性。

（3）制订针对性的护理措施。小组成员先对患者的病情资料进行讨论，根据患者的病情进行分类管理，制订对应的个体化干预措施。对于血压、血糖等控制良好，无任何不良反应的患者，只需要告知随访时间，对于血压、血糖等控制不佳的患者，可以组织护士或医生进行单独的干预，对应的床位医生和床位护士在患者出院后，每月到患者家中进行相应的康复培训、用药指导以及计划调整。若患者在上述干预措施之后，体征无明显改善，可建议患者转至上级医院进一步治疗。

（4）为患者发放健康手册以及相关的慢性病资料，以便于患者随时进行学习和查阅，同时建立相关的微信群方便患者及时咨询。强调患者家属陪伴与参与的重要性，提高患者家属参与慢性病护理的积极性，鼓励患者家属和患者共同学习，监督患者的行为。对于依从性不高的患者，要详细了解原因，并对其进行劝说和鼓励，提高患者的依从性。

（三）比较指标

比较两组患者的服药自我效能和服药依从性。采用自我效能评价表（MASES）评价老年患者护理前、后服药自我效能，总分 104 分，分数与自我效能呈正相关。采用 Morisky 服药依从性量表（MMAS-8）评价老年患者服药依从性，总分 8 分，分数越高则依从性越高。护理后生活质量评定采用生活质量核心问卷，主要从躯体功能、角色功能、认知功能、社会功能四个方面进行评分，每个项目总分 100，分数越高则生活质量越好。护理结束后为患者发放我院自制的护理满意度调查表，共有十分满意、基本满意、不满意三个选项。

（四）统计学方法

采用统计学软件 SPSS 19.0 进行数据处理，计量资料采用（均数±标准差）（$\bar{x}\pm s$）表示，组间比较采用 t 检验，计数资料采用百分率（%）表示，组间比较采用 χ^2 检验，检验标准 $\alpha=0.05$。

二、结果

（一）两组患者服药自我效能和服药依从性比较

护理前，两组患者服药自我效能和服药依从性均一般且无明显差异；护理后，观察组患者服药自我效能和服药依从性明显得到提高（$P<0.05$），见表 1。

表 1　两组患者服药自我效能和服药依从性比较

组别	MASES/分		MMAS-8/分	
	护理前	护理后	护理前	护理后
观察组	79.8±6.7	91.45±6.9	4.4±1.5	6.1±1.6
对照组	78.6±7.8	82.45±5.9	4.3±1.4	5.5±1.8
t	0.74	6.27	0.31	3.45
P	0.462	0.000	0.759	0.001

（二）两组患者护理后生存质量评分比较

护理后，观察组患者生活质量较对照组患者显著提升（$P<0.05$），见表 2。

表 2　两组患者护理后生存质量评分比较

组别	躯体功能/分	角色功能/分	社会功能/分	认知功能/分
观察组	84.74±6.58	80.51±5.47	81.25±4.56	83.12±9.76
对照组	67.58±8.85	69.78±6.75	72.58±6.45	74.25±10.45
t	9.85	7.81	6.94	2.59
P	0.000	0.000	0.000	0.011

（三）两组患者护理后护理满意度比较

护理后，观察组患者对护理人员的满意度明显高于对照组患者（$P<0.05$），见表 3。

表3　两组患者护理后护理满意度比较

组别	十分满意/例	基本满意/例	不满意/例	护理满意度/%
观察组	25	14	1	97.5
对照组	19	17	4	90.0
χ^2				4.8
P				0.028

三、讨论

随着我国向老龄化社会转变，老年人患慢性病的概率也逐渐增加。慢性病不仅给患者个人的生活和工作带来严重影响，同时还给患者的家庭、社会都带来了极大的压力。在不同的慢性病管理模式中，慢性病自我管理效果较好，可以同时覆盖不同的病种，受到临床工作者的青睐；但是由于每位患者接受和执行健康知识技能的能力不同，所以慢性病自我管理的实际效果不同。另外，由于患者出院后缺乏相应的指导，患者的依从性不高，部分患者的康复效果不尽如人意。因此，对慢性病患者的自我管理和护理能力的培养显得尤为重要。

（一）老年慢性病护理模式可以提高患者的服药自我效能

自我效能是指一个人对自身能否实现某一行为的期望和信心程度。大量学者研究了自我效能与生活质量之间的关系，并得出自我效能的提高有利于症状的控制，可以促进患者进行自我管理，提高生活质量。服药依从性与效能可以相互影响，而心理状态又是影响患者用药依从性的主要因素之一，患者在患病期间会产生负面情绪和心理压力，这些不良因素会导致患者自我管理能力、依从性降低，表现为不按时服药和不进行康复锻炼。在本研究中，护理人员通过电话联系患者、上门随访等方式，及时明确患者的心理状态，促进医患之间的良好沟通，增加了患者对护理人员的信任感，减少患者的焦虑情绪，使患者得到鼓励。同时护理人员还鼓励家属参与对患者的指导和监督，使患者保持良好的依从性。这些措施均提高了患者的自我效能，结果也表明观察组患者护理后自我效能得到提高，护理满意度明显高于对照组。

（二）老年慢性病管理模式可以提高患者的自我管理能力

自我管理是指在护理人员教会患者自我管理所需相关知识、技能的基础之上，患者依靠自己的能力去解决各种身体和心理方面的问题。目前，慢性病患者主要通过长期规律地服药来控制血糖和血压的水平。服药依从性是指患者在出院后服药的时间、剂量与医嘱保持一致，而患者的年龄、文化程度、健康水平、家庭背景、经济条件等均是影响服药依从性的重要因素，同时服药依从性的高低影响着症状的好坏以及各种并发症是否发生。本研究中观察组患者的服药依从性高于对照组患者，可能是因为护理人员根据患者目前的疾病症状为其详细制订了相关措施，为患者讲解相关用药知识，提高了患者对服药的重视程度，使其意识到按时服药的重要性和必要性。同时床位医生和床位护士定期进行上门随访，再次对患者进行健康指导，鼓励患者家属共同参与，对患者起到了提醒、促进和鼓励的作用，对控制不佳或者症状改善不明显的患者及时进行计划调整，患者通过服药使症状得到了明显改善，也提高了信心。

总之，构建老年慢性病护理模式可有效提高患者的自我效能以及服药依从性，在一定程度上提高了患者的生活质量，也改善了医患关系，提高了患者对护理人员的满意度。

参考文献

［1］　朱薇，应燕萍．我国协同护理模式在慢性病管理中应用［J］．重庆医学，2017，46（29）：4150-4152.
［2］　王莎，杨洪华，王秀华，等．社区护士主导的新型社区慢性病团队管理模式对高血压患者服药自我效能及依从性的影响研究［J］．中国全科医学，2017，20（27）：3343-3348.

［3］ 陈强，曲珊珊，黄欣．中文版 MMAS-8 评价心血管慢病患者用药依从性的信效度分析与实践［J］.中国药房，2019，30（2）：268-271.

［4］ 李运，赵佳，唐启群，等．居住养老机构的老年人失能现状及失能老年人的生活质量影响因素［J］.中国老年学杂志，2019，39（5）：1213-1216.

［5］ 王珊珊，刘彦慧，单秋菊，等．授权和自我效能对老年慢性病患者自我管理行为的影响研究［J］.中国卫生事业管理，2017，34（3）：234-237.

［6］ 李璇，周宏珍，彭娟，等．社区慢性病患者赋能与自我效能感的相关性［J］.广东医学，2017，38（2）：284-287.

［7］ 吴丽红，刘宇，宋桂云，等．住院老年慢性病病人服药依从性与健康素养的相关性研究［J］.护理研究，2018，32（11）：1803-1806.

［8］ 沈美，李艳，刘斌，等．健康知识对于高血压患者用药依从性的影响分析［J］.中国卫生事业管理，2019，36（4）：266-268.

［9］ 李志敏，张会敏，高杰，等．影响老年慢性病患者心理弹性因素的研究进展［J］.护理实践与研究，2019，16（21）：46-47.

［10］ 江虹，丁福，朱跃平，等.E-Coach 慢性病管理模式的构建及其在高血压患者管理中的应用［J］.中国护理管理，2019，19（9）：1361-1366.

作者：季萍，张家港市第一人民医院

浅析健康教育内涵与健康促进对策

健康包含人的身体健康、心理健康、道德健康。世界卫生组织已把健康教育和健康促进列为当前预防和控制疾病的重要措施，其核心是让个人或群体建立健康的行为模式和健康的生活方式。基层社区卫生服务是健康教育和健康促进的重要环节，通过改善环境、有效传播、政策倡导、多方协调、赋权参与等方式，让更多的人了解健康的重要性、维护身体健康的必要性，提高社区人员的健康意识，促进社会主义精神文明建设。

一、健康教育的内涵以及实施途径

健康教育是指通过一系列有目的的计划、组织、评价等多层次、多方面的活动，让人们主动学习、主动接纳有利于健康的行为和生活方式，有效避免或减轻影响健康的因素，通过帮助人们了解自身的健康状况，达到预防疾病、加速康复、提高生活质量的目的。

社区卫生服务可以通过以下方法去实施健康教育。

（1）对教育对象行为进行指导，在行政上要寻求领导层的支持，让不同部门都参与进来，为开展健康教育活动出谋划策。同时，也可以通过网络的力量，创建一个对健康有益的人文环境。

（2）对居民的社区卫生服务满意度进行调查，及时改善社区的医疗设施，对居民不满意的地方及时更改方案。

（3）医疗服务要及时更新换代，改变以前的陈旧的观念，调整修改不再适合当前情形的有关条例。

（4）通过不同方式去传播健康知识。这是最为重要的一点。传播的方法直接影响健康教育的效果。因为社区的传播对象是该社区所有的居民，其职业、文化程度以及年龄等都是不同的，所以在传播时要保证内容的趣味性，能够在较短的时间内吸引群众的注意，以免因时间过长、内容枯燥而影响效果。在传播时间段方面，要尽量灵活一些、多样化一些，不能固定在某一个时间，因为居民的生活方式都不同，能接受健康教育的时间段也是不同的。要灵活掌握时间，让更多的人有机会去学习健康知识。传播的方式有以下几种：① 通过人与人的交流传播。优点是灵活性比较强，而且互动比较及时，能直接看到传播的效果。要注意的是，尽量使用当地语言，发音要清楚，语速不能过快；尊重对方，使他们有亲切感。② 通过群体传播。优点是比较集中，传播的范围相对较广；综合性也比较强，能多方面吸取反馈意见，让传播的效果更明显。要注意的是，不能使用过于专业化的健康指导，要通俗易懂、简单明了；交流过程中要把握好群体有兴趣的细节，促进互动。③ 通过多媒体、网络传播。当今时代，手机、电视、广播等都能又快又准地传播健康教育。优点是传播范围更广，传播信息更多。

二、健康促进的内涵以及执行途径

健康促进是指运用行政或组织手段，协调社会各相关部门及社区、家庭和个人，让居民履行自己的健康责任。主要是督促人们去控制影响健康的因素，提高保护自我健康的能力。健康促进不仅仅是控制疾病因素，也不再是单纯的医疗卫生服务，需要与健康教育相结合。

社区卫生服务可以通过以下方法去执行健康促进。

（1）签约家庭医生。家庭医生的优点：① 管理精细化。通过大量数据精心研究出一套管理方案，制订家庭医生的工作清单，体现家庭医生的工作计划及服务内容，保证家庭医生的优质服务。② 管理数字化。通过互通互认数据平台，规范管理家庭医生，建立家庭医生服务档案，将用户的反馈意见及时输送到平台。③ 管理科学化。通过项目推进方式，科学落实家庭医生的服务项目，分析

服务重点，解决服务短板。

（2）及时调整服务方向。提供一些更实用、更实惠的健康促进服务。引导一些青年志愿者参与到健康促进中去，志愿服务不能只是活动化、节日化，要力求持续性与日常化，实现健康促进与教育志愿服务共同发挥社会效益。

（3）多开展社区运动。健康离不开运动，运动也是最有效、最经济的主动健康方式。大量研究表明，参与有规律的运动，可以有效防止心血管病，降低心血管病的发病率，提升消化系统的功能，改善神经系统，加快新陈代谢。尤其现在随着电子产品的全面覆盖，亚健康的状况越来越多，很多年轻人都患上了颈椎病、腰椎病甚至是脑卒中等，改善亚健康迫在眉睫。社区应通过不同方式组织活动，让居民积极参与，更有效地促进健康。

（4）改善社区环境。社区要组织居民参与到保护环境中来，切身体会保护环境的重要性。可以组织群众种植花草树木等，既可以净化空气，也可以装饰居民的活动空间。提倡绿色出行，既能节约能源，又对增强身体素质非常有效。

参考文献

[1] 叶春明，陶晓玲，于永平，等．基于社区卫生服务体育功能实现的"体医结合"基层协同治理 [J]．湖北体育科技，2020，39（8）：664-667．

作者：杨兰，南丰镇社区卫生服务中心

张家港市慢病患者用药管理探索

全球人口老龄化趋势日益严重，慢性疾病（简称慢病）的发病人数和患病率逐年上升，慢病已成为危害人类健康的主要问题。慢病患者需要长期口服药品，且可能有多种药物联合使用。受药品供给模式差异、药品目录不统一、均次费用控制等因素的制约，慢病患者配药烦、配药难问题成为医保、卫健部门管理服务的痛点、堵点。探索张家港市慢病患者用药管理的现状及存在问题，可为进一步制订良好的用药管理方案提供依据。通过对张家港市慢病患者的用药进行调查，可了解当前用药管理的主要内容及分析其优缺点。张家港市制订了相关慢病用药推荐、优选目录并向社会公示，形成了符合张家港市慢病用药实际、适应慢病患者需求、各方面认可度高的慢病用药体系。张家港市慢病患者的用药管理系统较为完善，但仍需扩大所覆盖慢病种类并进一步完善用药管理。

慢病包括高血压、冠心病、脑卒中、糖尿病、慢性阻塞性肺疾病等多种疾病。慢病的用药方案有长期用药、多药联用等特点。张家港市医保局成立以来，把加强慢病患者用药服务保障作为惠民、利民实事，积极推进慢病用药进社区。2019 年 10 月，张家港市医保局会同卫健委，在纪检部门监督下，组织实施了高血压、糖尿病、高血脂 3 种慢病的 86 种药品进入社区。2020 年 7 月，增加支气管哮喘、慢性阻塞性肺病、慢性乙肝 3 种慢病药品进入社区。将 153 种质量优、疗效好、价格廉的慢病药品下沉到全市 9 个镇（区）的社区卫生服务中心、216 个社区卫生服务站，方便更多慢病患者在社区配药，缓解了市级医院门诊压力，促进了分级诊疗建设，实现了六大慢病 80% 的配药不出区镇，50% 的配药不出社区。

一、主要方法与过程

（一）打通慢病用药体系，实现市级诊疗、基层配药、群众便利

结合江苏省推行所有公立医疗机构药品均在同一平台（江苏省药品阳光采购平台）采购的有利时机，在纪检部门监督下，通过市级医院推荐、社区共同推选、专家论证、征求意见等程序，遴选出了 153 种质量优、疗效好、价格廉的药品，制订了六大慢病用药推荐、优选目录并向社会公示，形成了符合张家港市慢病用药实际、适应慢病患者需求、各方面认可度高的慢病用药体系。

（1）绿色无障碍的纳入。涉及六大慢病的 23 种国家集中采购药品全部纳入。

（2）具有认可度的纳入。经市级医院推荐、社区共同推选的慢病用药品规优先纳入。

（3）用药延续性的纳入。未入选 2019 年慢病用药优选目录的药品中让利 4% 的药品，去除与国家集中采购同类别的慢病用药品规后直接纳入。

（4）议价幅度大的纳入。配送公司推选自愿通过省平台议价采购，让利幅度 ≥5% 药品品规纳入。

（5）专家共同选的纳入。医保基金专家库成员充分论证，需要增选的药品品规纳入。

（二）推进国家集采、省平台议价等重点改革在社区落地，保障慢病患者充分享受改革红利

（1）国家集中采购药品全部落实到各个社区站点，涉及六大慢病的 23 种集采药品全部配备到位，并全部纳入推荐目录，优先向慢病患者推荐。

（2）促进了分级诊疗有效落实，随着慢病用药下沉，群众去卫生服务中心（站）看病配药明显增多，对社区医生认可度不断上升。据统计，社区中心（站）月门诊同比增加 1 070 人次。

（3）引导基层医疗机构率先在省平台挂网价下开展组团阳光议价采购，目录内 3 种药品采购价格降价 5%，同时引导社区医疗机构与配送公司协商，实现配送公司对目录内的 57 种药品主动让利 4%，努力降低药品采购价格，直接让利，优惠患者。据统计，一个月药品销售金额增加 208 万元，

集采、议价采购降价 264 万元。

（三）强化配套措施，确保有效落实慢病用药进社区

（1）实施医保报销基层优惠政策，职工医保慢病患者基层医疗机构配药报销比例在二级医院报销比例基础上提升 5 个百分点，在三级医院报销比例基础上提升 20 个百分点；居民医保慢病患者基层医疗机构配药报销比例在二、三级医院报销比例基础上提升 20 个百分点。社区医保报销比例最高、自负金额最少，提高了患者在社区配药的获得感。

（2）调整医保结算相关政策，将六大慢病用药目录内药品不计入社区医疗机构均次费用考核，引导支持社区最长 2 个月的"长处方"服务。对诊断明确、病情平稳的慢病患者，在确保安全用药的条件下，最多一次可配 2 个月的药品用量，相比市级医院每次最多开 2 个星期的药量，患者每年要少跑十余次。且社区一般诊疗费（2 元/人次）相比市级医院（10~25 元/人次）要便宜很多，也减少了患者诊疗费支出。据统计，社区中心（站）月门诊同比下降 1.5 万人次。

（3）结合全市各社区医务人员业务水平、药品仓储能力等实际情况，实行社区分层配备慢病药品。在全市选定承接能力强、辐射范围广的 25 家社区卫生服务中心（站），统一配备慢病用药目录所含的 153 种药品；根据药品需求程度和价格优惠等，在慢病用药目录中优选出 83 种常用药品，全市所有社区卫生服务站统一配备；其余药品由各社区站点根据实际需求自行配备，满足不同患者用药需求。加强社区医疗机构与药品配送公司的协调，建立药品免费退换协议，确保社区医疗机构常年备齐备足慢病目录内药品。

（4）加强政策业务培训，在六大慢病药品下沉社区实施之前，医保局相关领导深入医院和社区卫生服务中心，解读实施方案，部署实施计划。

社区慢病患者存在多病共存、用药种数较多的现象，全科医生对患者进行整合管理，减少不合理用药。邀请苏州市级医院专家来我市开展慢病知识培训，印发基层慢病用药知识口袋书，提高全市社区医务人员业务水平。各相关医疗机构通过小册子、公告栏、电子屏、电话通知、短信等形式，大力宣传慢病下沉相关政策和利好，提高市民知晓度，积极引导患者进社区配药。

二、存在问题

尽管慢病进社区工作取得了初步成效，但是对照高质量发展要求和参保群众的期盼，慢病用药下沉社区工作还有薄弱环节和制约因素，医疗保障服务还有很大提升空间。

（1）下沉社区的病种和药品还不能覆盖全部的慢病患者。据统计，近五年来，高血压、糖尿病发病率上升 20% 以上，发病年轻化、疾病多元化导致慢病用药需求繁多。目前六大慢病用药不能完全满足慢病患者需求，部分患者社区配药还是不方便。

（2）社区承接能力还不能适应实际需求。随着更多慢病用药下沉社区，对社区医疗机构服务能力及硬件设施提出了更高要求，部分社区站医务人员少、诊疗水平不足以及仓储能力有限等问题制约了进一步扩面优化。

（3）保障激励机制还没有实现配套跟进。慢病用药进社区使得医务人员工作量和药品采购现金流大幅增加，药品采购经费保障和调动医务人员积极性等保障激励机制没有配套跟上，一定程度影响工作效能。

（4）医疗管理机制还没有与慢病下沉社区完全合拍。医院处方还不能与社区共享，处方流转流程还没在全市推行，一定程度上影响慢病用药下沉效果。2 个月"长处方"服务减少了患者配药次数，但随诊制度还不健全，患者的疗效和安全难以得到保证。

三、探讨与展望

慢病用药下沉工作是民生项目，医保局应把慢病用药下沉扩面优化作为一项经常性工作常抓不懈，满足广大患者社区配药需求。具体措施如下。

（1）加强学习调研，拓展慢病用药保障工作思路。积极开展走访调研，加强慢病下沉实施效果分析评估，学习借鉴各地慢病用药服务保障的工作经验，进一步完善我市慢病下沉扩面工作方案。

（2）加强协同配合，提升社区慢病用药承接能力。加强与卫健委、各区镇的协同配合，形成工作合力，建立并完善社区药品采购经费支持、医务人员能力提升、绩效考核激励等配套政策机制。

（3）加强改革创新，优化慢病患者就医用药服务。深化医药服务供给侧改革，支持、引导市级医院率先试行"互联网+"医疗服务，探索建立药品共享库房及药品配送到家等全流程服务，形成便捷、贴心，具有张家港特色的慢病用药服务保障模式。

（4）与张家港市医学会全科医学分会合作，加强社区药师与社区医生共同参与慢病用药管理的培训。药师通过对患者现使用药物与新开医嘱药物进行比较，进行用药整合，可及时发现药物治疗方法的重复或前后不一致等问题，与医生沟通，重新开处方，以保证药物治疗的安全有效。

参考文献

［1］ 阎玉梅，王雯. 慢病管理的药学服务模式探讨［J］. 中医药管理杂志，2019，27（1）：95-96.

［2］ 程慧，黄德红，王兵娥，等. 慢病患者用药时间轴教育单的建立与效果评价［J］. 中外医学研究，2019，17（30）：177-179.

［3］ 刘仲华，史玲，邝海东，等. 社区常见慢性病患者用药整合管理干预效果研究［J］. 中国全科医学，2018，21（36）：4498-4501.

［4］ 周婷，王兰英，钱锋莲，等. 上海奉贤区社区居家老年慢病患者用药调查及干预［J］. 上海医药，2020，41（9）：62-66.

作者：丁峰，吴军，张家港市医疗保障局

审稿：贾振宇，张家港市第一人民医院

COPD 合并 II 型呼吸衰竭患者血清 UA、cTnT、NT-proBNP 水平与预后的相关性研究

本文探讨慢性阻塞性肺疾病（COPD）合并 II 型呼吸衰竭患者血清尿酸（UA）、肌钙蛋白 T（cTnT）、氨基末端脑钠肽前体（NT-proBNP）水平与预后的相关性。对 2018 年 2 月至 2020 年 6 月苏州大学附属张家港医院收治的 100 例 COPD 合并 II 型呼吸衰竭患者（研究组）的临床资料与同时间段在医院进行体检的 95 例健康人群（对照组）的体检资料进行回顾性分析，对比研究组治疗前与对照组体检时血清 UA、cTnT、NT-proBNP 水平情况，统计研究组预后不良发生情况，分析预后良好者与预后不良者治疗前血清 UA、cTnT、NT-proBNP 水平，分析治疗前血清 UA、cTnT、NT-proBNP 水平与预后的相关性，并分析研究组治疗前血清 UA、cTnT、NT-proBNP 水平对 COPD 合并 II 型呼吸衰竭患者预后的预测价值。结果显示，COPD 合并 II 型呼吸衰竭患者血清 UA、cTnT、NT-proBNP 水平高于健康人群，预后不良发生风险高，预后不良者血清 UA、cTnT、NT-proBNP 水平均高于预后良好者，血清 UA、cTnT、NT-proBNP 三者联合评估 COPD 合并 II 型呼吸衰竭患者的预后具有较高价值。

慢性阻塞性肺疾病（chronic obstructive pulmonary disease，COPD）是呼吸系统常见疾病，相关资料显示，在已知的疾病中，COPD 病死率居第 4 位。随着 COPD 病情的发展，患者多出现 II 型呼吸衰竭等并发症，对患者生命安全造成严重威胁，须引起高度重视。虽然可根据肺部影像学检查、急性生理学及慢性健康状况评分系统等方法帮助预测患者预后，但是这些方法不能进一步反映患者病情严重程度，且评分带有主观性质。尿酸（UA）是人体内嘌呤代谢产物，是机体重要的抗氧化剂，相关研究发现，在 COPD 患者中存在高血清 UA 现象。肌钙蛋白 T（cTnT）是心肌细胞特有的抗原，是机体心肌损伤的重要标志物，相关研究表明，血清 cTnT 升高是心肌损伤的重要指标。氨基末端脑钠肽前体（NT-proBNP）是心肌细胞遭受刺激后形成的脑利钠肽前体裂解产物，研究发现，在肺炎合并呼吸衰竭患者中存在 NT-proBNP 水平过高现象。目前关于 COPD 合并 II 型呼吸衰竭患者血清 UA、cTnT、NT-proBNP 水平与预后的关系报道较少，关于血清 UA、cTnT、NT-proBNP 水平与 COPD 合并 II 型呼吸衰竭患者预后的关系仍需进一步研究，故本研究开展了相关探讨。

一、资料与方法

（一）一般资料

对 2018 年 2 月至 2020 年 6 月医院收治的 100 例 COPD 合并 II 型呼吸衰竭患者（研究组）的临床资料与同时间段在医院进行体检的 95 例健康人群（对照组）的体检资料进行回顾性分析，入选人员均符合以下纳入及排除标准。本次研究经过医院伦理委员会审批通过。2 组患者的临床资料对比均无显著性差异，详见表 4。

1. 纳入标准

① 研究组符合 COPD、II 型呼吸衰竭诊断标准，对照组均为健康者；② 研究组与对照组均有完整资料；③ 均未合并其他感染性疾病；④ 研究组与对照组个人或家属同意对其临床资料、检查资料调阅和分析。

2. 排除标准

① 伴有严重心血管疾病、肝肾疾病、恶性肿瘤、风湿性心脏病、心肌病等疾病者；② 伴有急性肺栓塞等其他呼吸系统疾病者；③ 近 3 个月内使用免疫抑制药物治疗者；④ 肝、肾等重要脏器功能障碍者；⑤ 伴有免疫缺陷、传染性疾病者；⑥ 伴有精神性疾病者；⑦ 妊娠者、哺乳者；⑧ 转

院治疗者。

表4　2组患者的临床资料比较

组别	总数/例	性别/［例（%）］ 男	性别/［例（%）］ 女	年龄/岁	体质量指数/（kg/m²）	COPD病程/年	Ⅱ型呼吸衰竭病程/年	合并吸烟史/例
对照组	95	51（53.7%）	44（46.3%）	58.28±4.48	23.82±2.82	0	0	17
研究组	100	57（57.0%）	43（43.0%）	57.91±5.05	23.61±2.91	6.17±1.03	1.07±0.14	20
t/χ^2		0.217	0.540	0.511*	16.637*	15.439*	0.140*	0.140
P		0.642	0.590	0.610	<0.001	<0.001	0.708	0.708

注：*为 t 值。

（二）方法

（1）研究组患者基础治疗方法：对所有患者给予补液、呼吸支持、利尿、支气管扩张剂、糖皮质激素抗感染、纠正酸碱平衡等常规综合治疗。

（2）血清 UA、cTnT、NT-proBNP 水平检测方法：研究组治疗前、对照组体检抽取静脉血液 5 mL，常温下离心获取血清，采用尿酸酶-过氧化物酶法测定血清中 cTnT、NT-proBNP 含量。

（3）研究组患者预后判断方法：研究组患者入院治疗后至出院前发生心源性猝死、心绞痛、心肌梗死、心力衰竭、多脏器功能障碍、死亡等不良事件记为预后不良者，否则记为预后良好者。

（三）观察指标

① 对比研究组治疗前与对照组体检时血清 UA、cTnT、NT-proBNP 水平情况；② 统计研究组预后不良发生情况；③ 分析预后良好者与预后不良者治疗前血清 UA、cTnT、NT-proBNP 水平；④ 分析研究组治疗前血清 UA、cTnT、NT-proBNP 水平对 COPD 合并Ⅱ型呼吸衰竭患者预后的预测价值。

（四）统计学方法

选择 SPSS 19.0 软件行统计学分析，以（均数±标准差）（$\bar{x}\pm s$）的形式表示计量资料，组间比较采用 t 检验；以例数（百分率）的形式表示计数资料并采取 χ^2 检验；使用 ROC 曲线评估血清 UA、cTnT、NT-proBNP 水平对 COPD 合并Ⅱ型呼吸衰竭患者预后的预测价值。$P<0.05$ 表示差异有统计学意义。

二、结果

（一）2组患者的血清 UA、cTnT、NT-proBNP 水平情况

研究组患者的血清 UA、cTnT、NT-proBNP 水平均高于对照组（$P<0.05$），见表5。

表5　2组血清 UA、cTnT、NT-proBNP 水平比较

组别	总数/例	UA/（μmol/L）	cTnT/（ng/mL）	NT-proBNP/（pg/mL）
对照组	95	249.38±20.03	137.59±18.87	271.23±19.03
研究组	100	425.45±38.57	248.93±26.03	377.73±32.18
t		39.695	34.047	27.945
P		<0.001	<0.001	<0.001

（二）研究组预后不良发生情况

研究组 100 例患者中 24 例（24%）出现预后不良情况，其中 15 例发生心肌梗死，3 例发生心力衰竭，2 例发生多脏器功能障碍，2 例发生心绞痛，2 例死亡。

（三）预后良好者与预后不良者治疗前血清 UA、cTnT、NT-proBNP 水平情况

预后良好者血清 UA、cTnT、NT-proBNP 水平均低于预后不良者（$P<0.05$），见表6。

表6 预后良好者与预后不良者治疗前血清 UA、cTnT、NT-proBNP 水平比较

组别	总数/例	UA/（μmol/L）	cTnT/（ng/mL）	NT-proBNP/（pg/mL）
预后良好者	76	403.18±39.57	207.21±19.92	338.45±23.54
预后不良者	24	495.96±46.39	381.05±26.03	502.13±41.27
t		9.601	34.515	24.355
P		<0.001	<0.001	<0.001

（四）治疗前血清 UA、cTnT、NT-proBNP 水平对 COPD 合并 Ⅱ 型呼吸衰竭患者预后的预测价值

ROC 曲线分析结果显示，血清 UA、cTnT、NT-proBNP 及三者联合对 COPD 合并 Ⅱ 型呼吸衰竭患者预后的评估具有一定的效能，其曲线下面积分别为 0.748（95% CI：0.651~0.845）、0.712（95% CI：0.606~0.819）、0.782（95% CI：0.695~0.869）、0.879（95% CI：0.794~0.964），约登指数分别为 49.70%、50.60%、57.60%、61.41%，具体见图3。

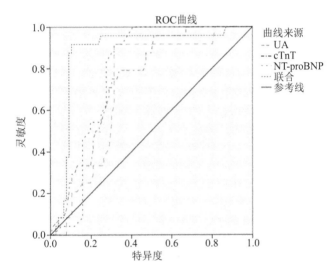

图3 血清 UA、cTnT、NT-proBNP 水平评估 COPD 合并 Ⅱ 型呼吸衰竭患者预后的 ROC 曲线

三、讨论

COPD 的发生与多种因素相关，严重感染、休克、中毒等因素均可导致该病的发生。COPD 是以气流受限为特征的慢性气道炎症性疾病，该病病程长，且迁延不愈，当呼吸负荷及耗氧量大于呼吸肌的自身代偿能力时，可造成机体肺动脉痉挛、血管重塑等，促进心肌细胞凋亡，导致 COPD 患者合并 Ⅱ 型呼吸衰竭。COPD 合并 Ⅱ 型呼吸衰竭患者的预后是临床关注的焦点，根据患者肺部检查、急性生理学及慢性健康状况评分系统等情况虽然可帮助判断患者预后，但是该方法不能进一步定量反应患者病情及变化情况，不利于患者预后的判断，具有一定的缺陷。因此探究一种客观的方法评估 COPD 合并 Ⅱ 型呼吸衰竭患者预后具有重要价值，临床可早期采取相应医疗措施，以便改善预后。

本研究发现，研究组血清 UA、cTnT、NT-proBNP 水平均高于对照组，提示 COPD 合并 Ⅱ 型呼吸衰竭患者存在高血清 UA、cTnT、NT-proBNP 水平现象。研究组预后不良的发生率为 24%，预后良好者血清 UA、cTnT、NT-proBNP 水平均低于预后不良者，说明 COPD 合并 Ⅱ 型呼吸衰竭患者发生预后不良风险较高，且血清 UA、cTnT、NT-proBNP 水平越高，预后不良风险越大。COPD 合并 Ⅱ 型呼吸衰竭患者多伴有氧摄取量降低、无氧代谢增加现象，使机体黄嘌呤氧化酶活性提高，抑制三磷酸腺苷生成并加快其消耗，最终分解为黄嘌呤和 UA 等。UA 在血液中的溶解度较低，多余的 UA 可附着于机体血管壁上，造成血管内膜功能损伤，导致动脉硬化产生或加重动脉硬化程度，进而影响心肌收缩功能，引发心力衰竭、心肌梗死等不良事件。cTnT 属于心肌细胞内的结构蛋白，是心肌损伤的重要标志物，cTnT 明显升高是病情危重的重要信号，COPD 合并 Ⅱ 型呼吸衰竭患者多伴有低氧血症，再加之机体炎症感染、心功能不全等因素，导致患者出现心肌损伤，cTnT 水平越高，心肌损伤越严重，患者出现预后不良的可能性越大。相关研究表明，COPD 急性加重期患者血清 cTnT 水平过度升高，COPD 合并 Ⅱ 型呼吸衰竭患者 cTnT 水平明显高于 COPD 急性加重期患者，血清 cTnT 水平是 COPD 患者预后不良的危险因素，与本研究结果一致，共同证实血清 cTnT 水平与 COPD 合并 Ⅱ 型呼吸衰竭患者预后紧密相关。NT-proBNP 与脑钠肽生理功能基本相同，脑钠肽主要由心室肌合成、分泌，心肌纤维牵拉、心室负荷、室壁张力改变等均可造成心肌细胞损伤，刺激机体分泌脑钠肽，导致机体脑钠肽水平升高，故脑钠肽是诊断心功能的重要指标。相关研究表明，高水平 NT-proBNP、cTnT 是急性加重期 COPD 合并呼吸衰竭患者死亡的危险因素。急性加重期 COPD 合并呼吸衰竭患者死亡组血清 NT-proBNP、cTnT 水平高于预后良好组，与本研究结果一致，共同证实血清 NT-proBNP、cTnT 水平与 COPD 合并 Ⅱ 型呼吸衰竭患者预后紧密相关。

此外，本研究中 ROC 曲线结果提示血清 UA、cTnT、NT-proBNP 三者联合评估 COPD 合并 Ⅱ 型呼吸衰竭患者的预后具有较高价值。

四、结论

综上所述，COPD 合并 Ⅱ 型呼吸衰竭患者血清 UA、cTnT、NT-proBNP 水平高于健康人群，COPD 合并 Ⅱ 型呼吸衰竭患者预后不良发生风险高，预后不良者血清 UA、cTnT、NT-proBNP 水平均高于预后良好者，血清 UA、cTnT、NT-proBNP 三者联合评估 COPD 合并 Ⅱ 型呼吸衰竭患者的预后具有较高价值。临床可根据患者血清 UA、cTnT、NT-proBNP 水平早期采取相应医疗措施，以便改善预后。

参考文献

[1] 易方莲，易松涛. 慢性阻塞性肺疾病流行病学调查和防控措施研究 [J]. 解放军预防医学杂志，2018，36（2）：171-173.

[2] 刘康珍，覃智芳. 慢性阻塞性肺疾病合并肺部感染患者血清炎症因子、尿酸、NT-proBNP 水平与肺功能的相关性研究 [J]. 现代医学，2019，47（6）：692-696.

[3] WELSH P, PREISS D, HAYWARD C, et al. Cardiac Troponin T and Troponin I in the General Population [J]. Circulation, 2019,139(24):2754-2764.

[4] 王玲，栗正，黎英. 慢性阻塞性肺疾病合并心力衰竭患者血清超敏 C 反应蛋白、脑自然肽氨基端前体蛋白及肾小球滤过率变化及意义 [J]. 实用临床医药杂志，2020，24（1）：78-81.

[5] BONNEVIE T, ELKINS M. Chronic obstructive pulmonary disease[J].J Physiother, 2020,66(1):3-4.

[6] SEGAL L N, MARTINEZ F J. Chronic obstructive pulmonary disease subpopulations and phenotypinge[J].J Allergy Clin Immunol, 2018,141(6):1961-1971.

[7] DANIELA J, ANJA F, CLAUDIA A, et al. Antibiotics for exacerbations of chronic obstructive pulmonary disease[J]. Cochrane Database of Syst Rev, 2018,10(10):10257-10260.

[8] MISHIMA E, ANZAI N, MIYAZAKI M, et al. Uric Acid Elevation by Favipiravir, an Antiviral Drug[J].Tohoku J Exp Med, 2020,251(2):87-90.

[9] 金午仙，叶丹，王学静. 血浆 NT-pro BNP 和 hs-CRP 在 COPD 合并呼吸衰竭中的临床价值 [J]. 河北医药，2019，41（11）：1696-1698.

[10] 易福凌，李宁，李永刚，等. cTnT、NT-proBNP 与慢性阻塞性肺疾病合并 Ⅱ 型呼吸衰竭预后的关系研究 [J]. 检验医学与临床，2020，17（15）：2146-2149.

作者：曹轶，张家港市第一人民医院

审稿：贾振宇，张家港市第一人民医院

整体护理干预对老年糖尿病患者血糖控制和生活质量的影响

本文探究整体护理干预对老年糖尿病患者血糖控制和生活质量的影响。选取 2018 年 2 月至 2020 年 2 月期间张家港市第一人民医院收治的 65 例老年糖尿病患者，随机分成观察组与对照组，分别给予整体护理干预与常规护理，对比两组患者护理后血糖控制情况和生活质量。结果显示，观察组患者空腹血糖值与餐后 2 h 血糖值均较对照组患者低，观察组患者生活质量较对照组患者高。对老年糖尿病患者采取整体护理干预，有助于降低其血糖水平，提高生活质量。

近年来，随着我国人口老龄化趋势的不断增强，老年糖尿病发病率也在逐年提高，对患者生活质量造成较大影响。相关研究提示，整体护理干预有助于降低患者血糖水平，提高患者生活质量。因此，本文对整体护理干预应用于老年糖尿病患者中的护理效果进行探讨，报道如下。

一、资料与方法

（一）一般资料

选取我院 2018 年 2 月至 2020 年 2 月收治的 65 例老年糖尿病患者作为研究对象，使用随机投掷法对其分组，其中，观察组共 33 例，男 17 例，女 16 例，年龄 60~97 岁，平均年龄（75.42±5.15）岁，病程 1~9 年，平均病程（4.52±1.01）年；对照组共 32 例，男 18 例，女 14 例，年龄 62~98 岁，平均年龄（76.32±5.24）岁，病程 1~10 年，平均病程（4.61±1.08）年。两组患者的一般资料比较无明显差异。

纳入标准：① 均满足《中国 2 型糖尿病防治指南》中关于糖尿病的诊断标准；② 年龄 ≥ 60 岁。

排除标准：① 顽固性高血压、继发性高血压者；② 治疗依从性差者；③ 合并严重肝、肾疾病者。

（二）方法

对对照组 32 例患者实施常规护理，主要包括胰岛素治疗、监测血糖水平等。

对观察组 33 例患者实施整体护理干预，具体措施如下：① 健康宣教。根据患者病情对患者制订相对应的护理方案，由于患者文化程度不同，理解能力也有较大差异，因此，可通过采取举办专题讲座、发放宣传册、录制视频等不同的方式，运用通俗易懂的语言对患者进行疾病知识的讲解，确保患者能够对疾病有足够的认知；教会患者学会自行检测血糖值，密切监测自身血糖变化情况，提高患者主观能动性。② 心理护理。由于糖尿病疗程较长，患者容易产生不安、焦躁等情绪，因此，护理人员要安慰、鼓励患者，与患者深入交流，了解患者产生负性情绪的原因，根据原因制订出相应的解决对策。如患者害怕不能治疗成功，则可向患者介绍疾病治疗成功率或者安排既往治疗成功的患者现身说法，进一步增强患者治疗信心，使其能更加积极乐观地接受治疗。③ 用药指导。糖尿病治疗周期长，为达到预期效果，要加强用药指导，提高患者治疗依从性；意识到正确用药对于促进疾病恢复十分有利，坚持按时、按量服药；注意观察用药过程中是否出现不良反应，如有异常及时告知医生处理。④ 饮食运动干预。患者饮食要坚持无糖、无刺激原则，适当摄入脂肪、蛋白质，多吃水果蔬菜；日常多进行打太极拳、快走等运动，有效控制血糖。⑤ 出院指导。患者办理完出院手续后，护理人员要告知患者出院后坚持合理饮食运动，保持健康生活习惯，如有异常及时到医院就诊。

（三）观察指标

观察两组血糖水平变化情况和生活质量。

（四）统计学方法

使用 SPSS 22.0 软件分析，计数资料组间比较行 x^2 检验，以例数（百分率）的形式描述，计量资料组间比较采用独立样本 t 检验，以（均数±标准差）（$\bar{x} \pm s$）的形式描述。以 $P < 0.05$ 为差异有统计学意义。

二、结果

（一）血糖指标

护理后，观察组空腹血糖值与餐后 2 h 血糖值均较对照组低（$P < 0.05$），见表 7。

表 7　两组患者血糖指标对比

组别	例数/例	空腹血糖/（mmol/L）	餐后 2 h 血糖/（mmol/L）
观察组	33	6.22±1.31	9.71±1.64
对照组	32	8.47±1.67	11.97±1.74
t	—	6.090	5.347
P	—	0.000	0.000

（二）生活质量

观察组的精神健康、躯体功能、生理功能以及社会功能等各项指标分数均较对照组高（$P < 0.05$），见表 8。

表 8　两组生活质量分数对比

组别	例数/例	精神健康/分	躯体功能/分	生理功能/分	社会功能/分
观察组	33	72.47±6.55	74.41±3.57	68.12±2.95	72.07±2.57
对照组	32	54.62±7.34	60.21±4.12	55.64±3.52	60.54±4.62
t	—	10.423	14.735	15.610	12.337
P	—	0.000	0.000	0.000	0.000

三、讨论

糖尿病是一种比较常见的慢性代谢紊乱综合征，发病群体以中、老年人为主，具有治疗难度大、治疗周期长等特点。由于大部分患者对疾病认知度不够，担心疾病治疗成功率较低，治疗信心不够高，进而使治疗依从性大大降低，并增加了并发症发生率，严重影响疗效。为此，在对老年糖尿病患者实施治疗的过程中，应给予相应护理，提高患者对疾病的认知与治疗依从性，增强疗效。

整体护理干预坚持现代护理理念，真正以患者为主，根据患者自身情况为患者提供最优质的护理服务，真正满足患者需求。本次研究结果显示，经过护理后，观察组血糖水平明显低于对照组，与先前研究结果一致。分析其原因为，通过对患者实施健康宣教，可以加强患者对疾病的认知程度，了解到积极配合治疗的重要性，进而能起到有效控制血糖水平的效果。结果还显示，观察组生活质量明显高于对照组，其原因可能是，通过指导患者健康饮食和规范用药，可以保证患者更加合理地用药，促使患者养成健康生活习惯，最终使生活质量得到提高。

综上所述，在老年糖尿病患者的治疗过程中配合整体护理干预，可有助于控制血糖，并提高生活质量，值得临床应用推广。

参考文献

［1］ 李娟，代晓变，付博宇，等 . 整体护理对老年 2 型糖尿病患者焦虑抑郁障碍及生活质量的影响效果观察 ［J］.
中国药物与临床，2021，21（8）：1440-1442.

［2］ 中华医学会糖尿病学分会 . 中国 2 型糖尿病防治指南（2020 年版）［J］. 中华糖尿病杂志，2021，13（4）：
315-409.

［3］ 王园，方盛 . 整体护理在 2 型糖尿病患者中的应用效果分析 ［J］. 中国基层医药，2021，28（6）：954-957.

作者：常晓炜，张家港市第一人民医院

应用胶体金法和酶联免疫法检测儿童肺炎支原体感染的价值比较研究

本文观察不同检验方法对儿童肺炎支原体感染的诊断价值。选取 2021 年在苏州市吴中区越溪卫生院诊治的 53 例应用胶体金法确诊为儿童肺炎支原体感染患者作为实验组，另选取 53 例应用酶联免疫法确诊为儿童肺炎支原体感染患者作为对照组，对所有患者进行实验室检验，比较两组诊断情况。结果显示儿童肺炎支原体感染采取胶体金法检验的便捷性更强，两种检验方法均能够有效区分支原体感染及其他类型肺炎，值得重视。

肺炎支原体感染属于社区获得性肺炎的类型，在儿童年龄段与老年年龄段均有高的发病率。儿童患者的发病情况具有季节性，春冬季节发病率较高，且患者的家庭、幼儿园班级中易出现大量儿童患病的情况，在临床上受到较大的重视。该病会导致患者出现呼吸道症状，包括咳嗽、喘息、气道阻塞、炎症等，严重时会导致其出现呼吸功能障碍，甚至威胁其正常的生长发育功能，长期处于肺炎支原体感染的患者，其日常生活、学习均受到较大的影响，在治疗过程中也易出现交叉、反复感染，不利于患者的整体康复。为减少患者的治疗压力，改善其整体康复质量，应尽早进行疾病诊断。尽早进行疾病诊断是改善患者预后的关键，不但能够在患者症状相对较轻的情况下进行治疗，减轻治疗压力，帮助其尽快恢复正常的呼吸及生活能力，还能够尽量缩短患者的治疗时间，避免交叉感染等不良事件的发生。采取血常规对患者的呼吸道感染情况进行诊断的效果较差，而针对支原体感染的抗体进行检查可区分患者的感染情况与症状严重程度。

一、资料与方法

（一）一般资料

选取 2021 年在苏州市吴中区越溪卫生院诊治的 53 例应用胶体金法确诊为儿童肺炎支原体感染患者作为实验组，另选取 53 例应用酶联免疫法确诊为儿童肺炎支原体感染患者作为对照组，两组患者的一般情况见表 9。

表 9　两组患者一般情况比较

组别	男性/例	女性/例	轻度/例	中度/例	重度/例	平均年龄/岁	平均病程/天
实验组	27	26	30	18	5	8.45±2.32	11.62±3.27
对照组	26	27	29	17	7	6.87±1.08	12.64±3.45
P	0.713	0.679	0.694	0.542	0.626	0.582	0.641

（二）方法

两组患者分别行胶体金法与酶联免疫法检验并进行诊断。对所有患者行分离培养法检测，以分离培养法检测结果作为"金标准"判断检验结果的准确性。所有患者均采集空腹肘静脉血并分离出血清待检，待检过程中利用−80 ℃的冰柜保存血清。

胶体金法：利用特定生物试剂盒进行检验，检验项目为 MP-IgM 抗体，根据试剂盒要求操作，并判断试纸结果，出现阳性检测线即可判断患者为肺炎支原体感染阳性，以此为结果进行诊断。

酶联免疫法：利用生物 MP 抗体检测试剂盒结合 TECAN 酶标仪进行检验，对 IgM、IgG 进行半定量测定，严格按照试剂盒上的要求进行操作，对阳性患者的结果进行记录并诊断。

分离培养法：取患者呼吸道分泌物进行分离培养，并利用显微镜观察培养后的菌株情况，对存在支原体病菌的患者进行标记，并进行诊断。

（三）疗效判定

对比两组患者的诊断准确率，准确率＝（确诊例数/53)×100%。对比胶体金法、酶联免疫法的灵敏度和特异性差异。对比两组检查时间、诊断时间、满意度、依从度差异。

（四）统计学分析

数据采取 SPSS 19.0 统计学软件处理，计量资料以（均数±标准差）（$\bar{x}±s$）的形式表示，组间比较采用 t 检验，计数资料用百分率（%）表示，组间比较采用 χ^2 检验，$P<0.05$ 差异有统计学意义。

二、结果

（1）实验组准确率为 94.33%，对照组准确率为 96.22%，差异不明显（$P>0.05$），见表 10。

表 10　两组准确率比较

组别	确诊/例	误诊/例	漏诊/例	准确率/%
实验组	50	1	2	94.33
对照组	51	2	0	96.22
χ^2	—	—	—	0.68
P	—	—	—	0.325

（2）两种检验方法的检查时间、诊断时间、满意度、依从度对比，差异明显（$P<0.05$），见表 11。

表 11　两组检查时间、诊断时间、满意度、依从度对比

组别	检查时间/min	诊断时间/min	满意度/分	依从度/分
胶体金法	37.67±5.25	4.65±2.36	89.67±10.35	87.68±10.65
酶联免疫法	48.45±6.32	8.44±3.57	78.66±10.66	67.87±10.66
t	11.351 8	12.362 7	11.218 4	12.351 7
P	0.032	0.005	0.015	0.003

（3）两种检验方法的阳性率、阴性率、灵敏度对比，无明显差异；两种检验方法的特异性对比，差异明显（$P<0.05$），见表 12。

表 12　两组阳性率、阴性率、灵敏度、特异性比较

组别	阳性率/%	阴性率/%	灵敏度/%	特异性/%
胶体金法	96.22	3.78	89.75	88.32
酶联免疫法	98.11	1.89	84.21	82.67
χ^2	0.32	0.28	5.57	4.62
P	0.323	0.142	0.215	0.009

（4）胶体金法诊断准确率为 96.22%，酶联免疫法诊断准确率为 98.11%，无明显差异，见表 13。

表 13　两组诊断准确率比较

组别	确诊率/%	误诊率/%	漏诊率/%	准确率/%
胶体金法	96.22	3.78	0.00	96.22
酶联免疫法	98.11	1.89	0.00	98.11
χ^2	—	—	—	4.68
P	—	—	—	0.413

三、讨论

儿童肺炎支原体感染是我国临床较为常见的疾病类型，由于患者的年龄较小，无法有效抵御外界病菌的感染从而导致发病，感染后支原体病菌会附着在呼吸道内壁上，造成气道较为严重的炎症反应，使气道内充满大量的黏稠分泌物，并最终引发患者呼吸功能下降、发热等症状。发病后患者的日常生活受到较大的影响，一些患者甚至出现呼吸衰竭，严重威胁其生命安全，因此，临床对肺炎支原体感染以及其他类型肺炎感染患者的诊治、鉴别诊断重视程度较高。

临床早期多采取分离培养法、血清检验以及 PCR 技术对儿童肺炎支原体感染进行诊断，其中分离培养法在临床上的应用最多，能够对患者气道分泌物中的病原体标本产生较好的观察效果，在诊断方面具有较强的准确性，是目前临床认可的诊断"金标准"。但该检查方法具有一定的劣势，包括基层医院设备设施不足、杂菌较多、时间较长等，上述问题均导致分离培养法的临床应用不断降低。血清检验则能够观察到患者是否存在感染、炎症反应等，检验方法是对患者的血清中的抗体数量进行观察，抗体的数量越多，说明患者的感染反应越强。不同类型的病毒、细菌感染会导致患者体内产生不同类型的抗体，因此，通过检验人体内抗体的种类和数量，能够帮助医生了解患者感染的类型和程度。针对儿童肺炎支原体感染的诊断，IgM 抗体检验主要采取胶体金法，其他抗体检验则采取酶联免疫法，两种检验在临床上的应用均较多，联合应用的报道也相对较多。胶体金法的检验优势在于，对患者血清的要求剂量较低，利用 20 μL 左右的标本即可完成检验，操作的方式也相对简单，其准确性与安全性均较好，同时随着技术的不断革新，临床采取末梢全血或血清检验的方式也可获得较好的诊断效果。酶联免疫法检测的检测项目相对更多，MP 感染后特异性 IgM 在疾病发作初期升高明显，酶联免疫法可通过检测 MP-IgM 来诊断 MP 的急性期感染。MP-IgG 抗体水平升高较慢且血液维持时间较长，在 MP 感染两周后显著升高，因此动态检测 IgM、IgG 的诊断效果更好。酶联免疫法的用时较长，且患者在入院时无法有效描述自身的感染阶段，使得该检验方法的早期诊断准确率相对较低。因此，两种诊断方法中，胶体金法的诊断应用与推广的效果更好。

本文对所选儿童肺炎支原体感染患者采用不同检验方法进行诊断，观察到两种检验方法的诊断准确率差异性不大，但胶体金法的诊断时间、检查时间以及满意度等指标均优于酶联免疫法，使得患者的治疗压力下降，具有更好的依从度，值得临床推广。

参考文献

［1］　林忠顺，胡绍正，邓镜业，等．儿童肺炎支原体感染检测应用胶体金法和被动颗粒凝集法的价值比较［J］．数理医药学杂志，2022，35（7）：1094-1096.

［2］　谢文静，江裕，陈溶微，等．血清 miR-223、miR-155 检验对小儿肺炎支原体感染的诊断价值分析［J］．右江医学，2022，50（4）：275-279.

［3］　王居鹏，朱黎娜，马明坤，等．被动凝集法、间接免疫荧光法和胶体金法联合检测肺炎支原体抗体对儿童肺炎支原体感染的诊断价值［J］．天津医药，2022，50（4）：418-423.

［4］　陶立玉，高秀莲，徐桂荣．快速血清学检验、微生物快速培养检测用于诊断小儿肺炎支原体感染的临床价值分析［J］．中国实用医药，2021，16（26）：31-33.

［5］ 林伟强，缪英英，项晶晶，等．患儿咽拭子 23S rRNA 基因检验与耐药肺炎支原体感染诊断的分析［J］．中国妇幼保健，2021，36（11）：2627-2630.

［6］ 胡成侠，范金斌，郝庭媛．血清免疫球蛋白及外周血 T 淋巴细胞亚群检验在小儿肺炎支原体感染治疗中的应用效果分析［J］．中国实用医药，2021，16（11）：47-49.

［7］ 李梅，刘丽，孙艳艳．胶体金法检测肺炎支原体感染的符合率［J］．中国社区医师，2021，37（6）：127-128.

［8］ 康平，苏腾腾，陈丹．MP-SAT 技术、酶联免疫吸附法与胶体金法对小儿肺炎支原体肺炎的诊断效能对比［J］．中国卫生工程学，2020，19（6）：855-859.

［9］ 宋秦伟，葛梦蕾，王娅琳，等．胶体金法和被动颗粒凝集法在儿童肺炎支原体感染检测中的应用比较［J］．国际检验医学杂志，2020，41（19）：2372-2374.

［10］ 谭颖，刘艳军，王艳华，等．快速血清学检验和微生物快速培养检测对肺炎支原体感染患儿的诊断价值［J］．中国医药指南，2020，18（25）：93-94.

作者：顾孝华，苏州市吴中区越溪卫生院

逆行指背神经营养血管筋膜蒂皮瓣修复手指中、末节掌侧皮肤缺损分析

本文分析在手指中、末节掌侧皮肤缺损治疗中采取逆行指背神经营养血管筋膜蒂皮瓣修复治疗的临床价值。选取 2017 年 1 月 1 日至 2022 年 9 月 30 日期间在苏州市吴中经济开发区越溪卫生院诊治的 26 例手指中、末节掌侧皮肤缺损患者为研究对象，患者入院后均实施逆行指背神经营养血管筋膜蒂皮瓣修复治疗并观察疗效。26 例患者持续随访 3~6 个月，所有患者的治疗效果显著，皮瓣成活率达到 100%，术后皮瓣质地良好，无臃肿，外形饱满，未见明显色素沉着；患指皮瓣感觉均有一定程度恢复，且在康复练习下无手指屈伸障碍，能够较为灵活地活动。伤指外观满意度为 92.31%（24/26），两点辨别觉为（4.91±1.37 mm），术后 VAS 评分为（3.41±0.34）分。手指中、末节掌侧皮肤缺损治疗中采取逆行指背神经营养血管筋膜蒂皮瓣修复效果显著，术后皮瓣恢复良好，疼痛较轻，患者伤指外观满意度较高，手指灵活性得到有效恢复，可推广。

伴随现阶段经济的高速发展与社会的不断进步，人们对手指受伤后的恢复程度也愈发重视。在日常生活中，手的重要性不言而喻，一旦手受伤，不仅会对患者手的美观性造成不利影响，更会影响患者的正常工作与生活，且如果未能恰当处理，还会造成一定程度的感染。发生感染后，极易造成手部大面积坏死，部分感染甚至可能引发截肢风险，须及时采取有效的治疗干预。在手外科疾病中，掌侧皮肤缺损为常见损伤类型之一，其多合并肌腱、骨质等深部组织外露，且不具备植皮修复条件。手指指端外伤皮肤缺损导致指骨与肌腱等外露为常见手部创伤现象，既往临床针对该类创伤的治疗以单纯游离皮瓣、邻指皮瓣、腹部皮瓣修复等术式为主，但该类手术治疗后有皮瓣无感觉、需断蒂、持物不稳等不足，对患者手指恢复正常功能有一定影响。因而针对手指指端外伤皮肤缺损患者采取科学有效的治疗术式十分关键。本次研究主要以在苏州市吴中经济开发区越溪卫生院诊治的 26 例手指中、末节掌侧皮肤缺损患者为例，分析逆行指背神经营养血管筋膜蒂皮瓣修复术式的临床效果。

一、资料与方法

（一）一般资料

选取 2017 年 1 月 1 日至 2022 年 9 月 30 日期间在苏州市吴中经济开发区越溪卫生院诊治的 26 例手指中、末节掌侧皮肤缺损患者为研究对象，其中，男性 16 例、女性 10 例；年龄 17~60 岁，平均年龄（32.25±7.61）岁；从受创至入院时间为 0.5~8 h，平均时间为（2.23±0.54）h；致伤部位为拇指、示指、中指、环指者分别有 9 例、8 例、5 例、4 例；受伤原因为电锯伤、刀割伤、挤压伤者分别有 13 例、8 例、5 例；创面面积为 1.0 cm×0.5 cm~4.2 cm×1.9 cm。

纳入标准：① 均有明确手外伤史；② 创伤位置均为单指指腹，均有肌腱、骨外露发生，伤口污染程度为重度；③ 参与研究的患者与家属均对研究知情。

排除标准：① 凝血障碍；② 自身免疫系统疾病；③ 严重心、肝、肾等重要脏器疾病；④ 血液系统疾病；⑤ 认知障碍或精神系统疾病。

（二）方法

1. 皮瓣设计解剖学基础

人手指掌侧固有动脉向指背侧发出皮支，其与营养指背神经的指背动脉、营养动脉之间均有广泛交通支，进而形成血管网，此为本次研究的解剖学基础。

2. 术前准备及麻醉

麻醉方式选择臂丛神经阻滞麻醉，并给上肢绑上止血带，结合创面情况彻底清创。

3. 手术操作

皮瓣蒂部旋转点定位于患者手指近指间关节、中节中段或远段（距远指间关节 1.0 cm 左右）；轴线为手外侧缘指神经背侧支走行方向，或指背交界处。手术方案设计中，应确保皮瓣大小、蒂部长度较实际创面大 1~2 mm，避免皮瓣切取后难以对缺损创面进行覆盖，拇指皮瓣近端须在掌横纹内（第 2~5 指皮瓣近端指蹼内），皮瓣形状设计为"瓦状"或"水滴状"。以腱周浅层为皮瓣解剖平面，依据皮瓣轴心线取纵向或"S"形切口，将筋膜蒂部皮肤切开，于真皮下向两侧分离，切开蒂长度为 0.8~1.0 cm；将皮瓣远端切开，切开位置至腱膜浅层，在伸肌腱浅面将筋膜蒂、皮瓣分离，蒂内保留 1~2 条指背静脉和固有神经背侧支或指背神经，筋膜蒂、皮瓣连接表面可将部分皮肤保留以确保旋转皮瓣后具有美观的外形。可将皮瓣切取到轴心线两侧 1.0~1.5 cm 处，须在手指背侧正中线、侧正中线之内。实施皮瓣切取后，将止血带松开，对皮瓣血运进行观察，若血运良好，则可进行皮瓣转移修复指掌侧缺损。术中可进行指背神经、受区指固有神经吻合，从而促进皮瓣感觉重建。直接缝合供区；若皮瓣切取过大，难以直接缝合供区，则可进行中厚皮片游离移植。术后常规予预防感染及对症治疗。若术后部分皮瓣形成水疱，则可略抬高患肢至心脏水平以上，以促进静脉回流。若患者无肌腱及骨骼损伤，则术后可适当进行早期指屈、指伸练习，预防关节僵硬及肌腱粘连。患者术后均持续随访 3~6 个月，观察治疗效果。

（三）观察指标

观察 26 例患者术后皮瓣成活率、皮瓣修复效果，同时观察患者术后手指感觉及功能恢复效果。统计患者伤指外观满意度（使用科室自制满意度问卷进行评估，总分 100 分，评分分为三个等级，以 0~60 分、61~80 分、81~100 分分别对应不满意、较满意、满意，以满意与较满意病例数占比为总满意度）、两点辨别觉以及疼痛程度 [使用视觉模拟评分法（visual analogue scale，VAS）进行评估，总分 10 分，评分越高代表疼痛程度越重]。

二、结果

26 例患者均疗效显著，随访 3~6 个月。患者术后皮瓣均成活，皮瓣成活率达到 100%，且皮瓣质地良好，无臃肿，外形饱满，未见明显色素沉着。患者患指皮瓣感觉均有一定程度恢复，且经康复练习后，未出现手指屈伸障碍，可较为灵活地活动。26 例患者伤指外观满意度为 92.31%（24/26），两点辨别觉为（4.91±1.37）mm，术后 VAS 评分为（3.41±0.34）分。

三、讨论

伴随现代社会的不断进步，人们对手外伤后外观与功能恢复的要求也不断提高。在人类社会生活中，手外伤往往是难以完全规避的，手外伤所致皮肤缺损更十分常见，因而针对该类创伤采取科学的治疗干预十分关键。手指指端外伤皮肤缺损导致肌腱或指骨等外露为临床常见手部创伤，既往针对该类创伤的治疗术式包含单纯游离皮瓣、腹部皮瓣及邻指皮瓣修复等，但术后仍需要实施断蒂，且有术后皮瓣无感觉、持物不稳等问题，不利于手正常功能恢复。而应用指背神经营养血管筋膜蒂皮瓣修复指背侧皮肤缺损则在保障修复外观的基础上促进患者恢复部分感觉，因而该术式在临床上得到了广泛的推广应用。相比于传统手指侧方岛状皮瓣，或腹部带蒂皮瓣修复，该术式属于常规手术技术，手术期间需要准备的用物均很常见，且手术过程较为简单。在逆行指背神经营养血管筋膜蒂皮瓣修复手术中，由于受伤部位包含指背神经，因而手术的核心即在于恢复受区指部位指背神经与固有神经的连接，若手术吻合效果良好，即可能促进指腹部分皮肤恢复感觉。部分患者由于供血不足，可导致其手指皮瓣出现水疱等不良反应，若不影响皮瓣恢复，则只需要进行简单的消毒处理即可，且手术期间须指导患者将患侧手臂抬高，以促进血液流通，缓解患者疼痛感。术后不以绷带等工具进行患侧肢体固定，同时需要指导患者适当进行关节活动，并在术后尽早开展康复训练，以促进患侧肢体尽快恢复正常的使用状态。

结合本次研究结果可见，26 例患者术后皮瓣均成活，皮瓣成活率达到 100%，患者伤指外观满意度高，两点辨别觉良好，术后疼痛感较轻。观察患者恢复情况，可见其皮瓣质地优良，无臃肿，外形饱满，且无明显色素沉着。经术后康复锻炼后，其患指皮瓣感觉均有一定程度恢复，无手指屈伸障碍，能够较为灵活地活动。由此可见，针对手指中、末节掌侧皮肤缺损患者实施逆行指背神经营养血管筋膜蒂皮瓣修复治疗能够促进患者皮损修复，获得良好的外观满意度，且患者术后手指感觉及运动功能有明显好转，预后良好。对比传统的腹部带蒂皮瓣及手指侧方岛状皮瓣手术，采取逆行指背神经营养血管筋膜蒂皮瓣修复治疗不需要使用复杂的设备，且手术操作对技术的要求相对较低，比较简单易学，手术成功率较高。

从手部的解剖学特点来看，为适应手功能需要，手掌侧皮肤一般具有如下特点：① 角化层厚，可有效抵挡外物的侵入，并耐受机械性摩擦；② 掌侧存在较多皮纹，可有助于增加皮肤与物体间的摩擦系数，有助于更轻松地抓捏细小物体；③ 手掌侧皮肤弹性较差、移动性较小，更有助于抓握、持物，但不利于伤口愈合。而手指末节掌侧皮肤与皮下组织结构更为复杂，从远侧指间横纹至指尖的皮肤厚度可增加 3 倍，且掌侧皮肤乳头层内存在很多神经小体，尤其以拇指、示指、中指末端较多。正是受到手解剖学特点影响，一旦拇指掌侧皮肤发生缺损往往难以自行闭合，若任其自然愈合，则必然会有瘢痕形成，造成手功能障碍。考虑到受伤部位包含指背神经及患者手部伤口愈合和术后手指功能的恢复，逆行指背神经营养血管筋膜蒂皮瓣修复的核心就在于促进受区指固有神经与指背神经连接的恢复，如果手术吻合效果良好，则可促进指腹部分皮肤感觉恢复。且该术式可在一定程度上替代部分邻指组织瓣翻转修复指背皮肤缺损，而蒂部较邻指翻转组织瓣小，因而手术结束后可尽早屈伸活动供区与受区手指，避免因长时间固定造成手指屈伸障碍，故该术式在手指中、末节掌侧皮肤缺损治疗中可发挥积极作用。

该术式的优势有：① 掌背筋膜皮瓣血运恒定，移植操作简单，术后成活率高；② 皮瓣不含有重要的血管神经，供区影响较小；③ 皮瓣跨过掌指关节，可有效规避蹼区臃肿，减少术后功能障碍及指蹼瘢痕挛缩的发生；④ 皮瓣外形恢复良好，无臃肿发生，且手术能够一次完成，可大大减轻患者疼痛感，促进其术后尽早恢复。但该术式也有一定不足，如术后存在皮肤感觉差等问题，因而在实际手术治疗中，还需要结合患者实际病情科学制订手术方案，以保障手术效果，促进预后。此外，还需要在手术治疗中注意如下问题：① 需要对缺损创面进行彻底清创，将无生机组织、污染组织完全清除，彻底进行创面止血；② 皮瓣内掌背神经位于皮下，须将其完整带入皮瓣，与受区指掌侧固有神经或指背神经近端进行准确吻合；③ 设计皮瓣须略大于受区缺损面积，预防皮瓣转位后由于肿胀导致回流障碍，造成皮瓣部分坏死，还需要将蒂部适当延长 0.5 cm；④ 注意保护肌腱外膜，以确保植皮成活，针对小面积供区可进行直接缝合；⑤ 切取皮瓣过程中，应注意维持血管筋膜的连续性，在跨掌指关节进行皮瓣蒂部切取中，一定要保障完整性与连续性，避免直接游离；⑥ 指背或跨掌指关节处切口须以 "S" 形切开，预防术后瘢痕挛缩；⑦ 术后须积极开展消肿、抗炎、改善微循环等对症治疗，并对皮瓣血运进行严密观察，及时对皮瓣危象进行处理，确保手术效果与安全性，促进患者手功能与感觉的恢复。

综上所述，应用逆行指背神经营养血管筋膜蒂皮瓣修复术治疗手指中、末节掌侧皮肤缺损可发挥良好效果，且该术式操作较为简单，患者术后恢复较快，也不会对其他动脉、神经产生损伤。术后观察皮瓣表面无臃肿情况出现，也未出现明显色素沉淀，患者术后经一段时间静养以及康复训练后能够尽快恢复健康状态，故值得临床大范围推广应用。

参考文献

[1] 卢彬. 逆行指背神经营养血管筋膜蒂皮瓣修复手指中、末节掌侧皮肤缺损 [J]. 世界最新医学信息文摘，2019，19（73）：78.

[2] 王连存，周庆文，孙海艳，等. 逆行指背神经营养血管筋膜蒂皮瓣修复邻指背侧皮肤缺损 [J]. 临床骨科杂

志，2021，24（1）：55-57.

[3] 秦小琰，袁心刚，田晓菲. 全厚皮片移植修复手掌侧皮肤缺损的供区选择及应用研究进展［J］. 现代医药卫生，2020，36（23）：3799-3802.

[4] 郑晓东，黄辉强，邹云，等. 指掌侧固有动脉背侧支逆行岛状皮瓣修复手指远端皮肤缺损的临床疗效及安全性分析［J］. 吉林医学，2021，42（12）：2838-2840.

[5] 杨焕友，王斌，李瑞国，等. 吻合血管的第二掌背动脉皮瓣修复手指掌侧皮肤伴双侧指固有神经、动脉缺损［J］. 中华手外科杂志，2021，37（1）：10-11.

作者：王盛福，韩忠良，苏州市吴中经济开发区越溪卫生院

审稿：俞瑜，苏州市吴中经济开发区越溪卫生院

儿童哮喘 66 例系统管理后的效果分析

　　本文研究儿童哮喘规范化管理前后的哮喘控制情况。通过日常儿科门诊填写儿童哮喘筛查表，筛查出哮喘高危儿童，并为哮喘高危儿童建立健康档案，进行儿童哮喘分级评估，合理使用哮喘缓解药物与控制药物，使哮喘得到良好控制。66 例哮喘儿童，管理前一年急性发作 1~8 次，平均 2.5 次；2019 年总随访平均次数 2.8 次，管理后平均发作喘息 0.9 次；2020 年总随访平均次数 3 次，管理后平均发作喘息 0.6 次；2021 年总随访平均次数 1.9 次，管理后平均发作喘息 0.2 次。截至 2021 年 7 月，有 39 例继续使用控制药物治疗，27 例停用药物。儿童哮喘的治疗不仅仅是治疗反复急性发作，更需要在缓解期通过规范管理、医患长期合作，控制喘息的发作次数，使哮喘得到长期有效控制，提高哮喘儿童的生活质量。

　　哮喘属于儿科常见的慢性呼吸道疾病，研究发现儿童哮喘发病机制与病毒感染、环境刺激及过敏原的接触有关。在哮喘患儿中，慢性气道炎症导致长期的气道高反应性是哮喘发病的主要原因。本文以 66 例经系统管理的哮喘患儿为研究对象，重点研究急性发作期与临床缓解期的规范治疗，并建立儿童哮喘管理新模式。

一、资料与方法

（一）一般资料

　　2019 年 1 月至 2021 年 7 月，苏州市吴中区越溪卫生院共完成儿童哮喘筛查人数 7 545 人，筛查出哮喘高危儿童 507 人，哮喘门诊 352 人次，填写 0~6 岁哮喘儿童流调表，最终建立哮喘档案 66 份。其中，男孩 48 人，女孩 18 人，年龄 1~6 岁，管理时平均年龄 3.2 岁，首次喘息平均年龄 2 岁，既往总喘息平均次数 6 次。伴有鼻炎 54 例，占比 81.8%；伴有湿疹 37 例，占比 56.1%；伴有鼻炎合并湿疹 29 例，占比 43.9%。完善过敏原检测 31 例，其中，尘螨过敏 20 例，占比 64.5%。66 例急性发作分级为轻度，66 例初始治疗前分级为 1 级。控制药物使用布地奈德混悬液雾化吸入 25 例，占比 37.9%；使用丙酸氟替卡松吸入剂 36 例，占比 54.5%；使用布地奈德福莫特罗吸入剂 3 例；使用沙美特罗替卡松粉吸入剂 3 例；辅以孟鲁司特口服 13 例。

（二）治疗方法

　　急性发作期治疗方法以布地奈德混悬液联合复方异丙托溴铵雾化吸入为主，必要时口服或静脉注射糖皮质激素以及口服短效支气管扩张剂，考虑有感染时采取抗感染和止咳化痰等针对性治疗。布地奈德混悬液、复方异丙托溴铵雾化吸入治疗剂量：年龄低于 6 岁的患儿，取 1.25 mL 复方异丙托溴铵溶液及 1.0 mg 布地奈德混悬液进行雾化吸入；6~14 岁患儿，取 2.5 mL 复方异丙托溴铵溶液及 1.0 mg 布地奈德混悬液雾化吸入治疗。雾化吸入时借助空气压缩泵或使用氧气为动力（6~8 L/min）的面罩进行吸入治疗，每次 10 min；根据严重程度，每日治疗 2~4 次。急性发作期治疗 1~2 周不等，2 周之后逐渐停用短效支气管扩张剂。3 岁以内儿童使用布地奈德混悬液雾化吸入序贯治疗；3~5 岁儿童使用丙酸氟替卡松气雾剂配合储物罐吸入序贯治疗；5 岁以上儿童使用糖皮质激素与长效支气管扩张剂联合吸入序贯治疗，如布地奈德福莫特罗吸入剂（信必可），沙美特罗替卡松吸入剂（舒利迭）等，可以同时口服抗白三烯药物孟鲁斯特。伴有变应性鼻炎患儿予以上、下气道同时治疗，选用药物有抗组胺药物西替利嗪，抗白三烯药物孟鲁斯特，鼻用糖皮质激素药物糠酸莫米松鼻喷剂。

（三）观察指标与疗效评估标准

　　评估 66 例患儿行抗哮喘治疗后的控制情况，年龄小于 6 岁的儿童哮喘控制分级包括良好控制

（无任何 1 项评估项目阳性），部分控制（有 1~2 项评估项目阳性），未控制（有 3~4 项评估项目阳性）。评估项目包括以下四项：① 持续数分钟的日间症状发作频率 ≥1 次/周；② 夜间因哮喘憋醒或咳嗽；③ 应急缓解药使用频率 ≥1 次/周；④ 因哮喘而出现活动受限。在各级治疗中，每 1~3 月审核 1 次治疗方案，根据哮喘控制情况调整治疗方案。

二、结果

66 例纳入管理的哮喘儿童，管理之前一年急性发作 1~8 次，平均 2.5 次，全部为轻度发作，也有数例因喘息发作而住院治疗。2019 年总随访平均次数 2.8 次，管理后平均发作喘息 0.9 次；2020 年总随访平均次数 3 次，管理后平均发作喘息 0.6 次；2021 年总随访平均次数 1.9 次，管理后平均发作喘息 0.2 次。截至 2021 年 7 月，有 39 例继续使用控制药物治疗，占比 59.0%，停用药物（包括自行停药）27 例，占比 40.9%。

三、讨论

在儿科疾病中，儿童哮喘属于常见疾病，主要和病毒感染、环境刺激、过敏原的接触等因素相关。哮喘是一种慢性气道炎症性疾病，气道炎症导致气道高反应性，继而出现广泛多变的可逆性气流受限。哮喘临床表现为反复发作的喘息、咳嗽、气促、胸闷，甚至呼吸困难。对于哮喘患儿来说，如果未采取有效处理，不但使患儿日常生活受到影响，长此以往会造成气道重塑，直接造成肺功能损伤，逐渐发展为成人哮喘，进而导致劳动能力损伤，甚至威胁其生命安全。因此，在治疗儿童哮喘时，选择科学的治疗方法，对控制患儿病情至关重要。儿童哮喘主要选择药物治疗，在急性发作期，可使用布地奈德混悬液及复方异丙托溴铵雾化吸入治疗。布地奈德混悬液属于临床比较常见的吸入用糖皮质激素，具有快速抗炎作用；复方异丙托溴铵是沙丁胺醇、异丙托溴铵的组合，能快速扩张支气管，两种药物联合治疗可以快速改善气道阻塞与气管痉挛的临床症状。而在临床缓解期，则需要长期抗炎治疗，根据年龄大小，分别选择布地奈德混悬液雾化吸入、丙酸氟替卡松气雾剂辅以储物罐吸入、吸入用糖皮质激素和长效支气管扩张剂组合干粉吸入等。通过急性发作期的快速缓解和临床缓解期的长期抗炎，使儿童哮喘得到良好控制。

四、体会

儿童哮喘的治疗不仅仅在于控制哮喘急性发作，更需要在急性发作缓解之后建立规范管理和医患合作。家长要和医生建立伙伴关系，通过定期随访和复诊、健康教育及自我监测，形成儿童哮喘行动计划自我管理表。做好哮喘健康教育，教育患儿尽量避免接触过敏原，学会使用峰速仪监测肺功能；定期随访，根据哮喘级别使用合理的控制药物；定期评估并调整治疗方案，监测药物不良反应。要让家长认识到什么是哮喘，哮喘需要怎么预防和治疗，存在哪些认识与治疗误区，如何控制哮喘反复发作，科学合理使用哮喘缓解药物和控制药物，使儿童哮喘得到良好控制，并恢复患儿的正常学习与生活，提高其生活质量。

参考文献

［1］ 查琳，董质冰，马井国. 匹多莫德联合丙酸氟替卡松吸入治疗儿童哮喘的临床效果及对血清白细胞介素 16 和 T 淋巴细胞亚群水平的影响［J］. 中国医药，2018（1）：44-47.

［2］ 袁君茹. 布地奈德混悬液联合复方异丙托溴铵雾化吸入治疗小儿哮喘的临床疗效分析［J］. 现代诊断与治疗，2019（4）：555-556.

［3］ 薛满，喻钧. 不同联合药物雾化吸入方案对儿童支气管哮喘急性发作治疗效果及安全性的影响［J］. 中国妇幼保健，2019（3）：550-553.

［4］ 雷华莲. 沙丁胺醇、布地奈德雾化吸入联合治疗儿童哮喘急性发作的效果观察［J］. 中国医药科学，2018

（6）：40-42.

［5］ 戴鑫芳. 试析布地奈德混悬液联合复方异丙托溴铵雾化吸入治疗小儿哮喘的疗效及护理［J］. 当代医学，2018（1）：151-153.

［6］ 陈梅鹃，王滔，王利. 布地奈德混悬液联合复方异丙托溴铵雾化吸入治疗对慢性阻塞性肺疾病急性加重期疗效观察［J］. 解放军医学院学报，2018（10）：51-54.

［7］ 安辉军. 布地奈德混悬液联合异丙托溴铵雾化吸入治疗小儿哮喘的临床价值研究［J］. 基层医学论坛，2019（28）：4069-4070.

［8］ 张剑春，孙丁，张艺森. 布地奈德联合沙丁胺醇雾化吸入与单用沙丁胺醇雾化吸入治疗儿童哮喘的效果比较［J］. 中国实用医刊，2020（10）：93-96.

［9］ 毛爽. 复方异丙托溴铵溶液和布地奈德混悬液联合雾化吸入治疗哮喘性支气管炎的疗效观察［J］. 中国实用医药，2019（9）：111-112.

［10］ 罗敏，卞利洪，张川琳. 布地奈德雾化吸入剂联合常规药物治疗小儿支气管哮喘急性发作效果观察［J］. 饮食保健，2018（49）：85.

作者：李飞，翁心逸，王健，郁晓妍，苏州市吴中区越溪卫生院
审稿：顾孝华，苏州市吴中区越溪卫生院

间苯三酚在围绝经期女性行取环术中的应用

本文探讨在围绝经期女性行取环术中应用间苯三酚的临床效果。选取90例围绝经期行取环术的女性，按照随机分组方式分成对照组和研究组，对照组（45例）术前服用米索前列醇，研究组（45例）术前注射间苯三酚，对比分析两组的临床效果。结果提示研究组宫颈充分软化和宫颈部分软化患者的占比均高于对照组，取环顺利患者的占比高于对照组。对于围绝经期行取环术的女性来说，应用间苯三酚可以提高宫颈软化程度以及取环顺利程度。

相关研究指出，我国现有约40%的适龄妇女通过宫内节育器避孕，其可以长时间放置在体内。当女性进入围绝经期，需要将节育器取出，但由于这一阶段不稳定，取环过早可能会出现意外怀孕现象，取环过晚则可能因雌激素水平下降，使得子宫萎缩，出现取环困难问题，所以在绝经后1~2年适合实施取环术。绝经后雌激素分泌量下降，降低了宫颈弹性，所以在实施取环术之前需要通过药物软化宫颈，降低手术难度，保证取环的成功率。

一、资料与方法

（一）一般资料

选取2017年8月至2020年7月在我院行取环术的围绝经期女性，共90例，按照随机分组方式分成对照组和研究组。对照组（45例）中，均已婚已产，年龄均值为（47.89±3.35）岁，绝经时间均值为（24.45±2.71）个月，上环时间均值为（18.01±2.34）年；研究组（45例）中，均已婚已产，年龄均值为（47.99±3.41）岁，绝经时间均值为（26.18±2.48）个月，上环时间均值为（18.22±2.46）年。组间资料差异无统计学意义，提示本次研究对照有价值。

（二）方法

对照组术前口服米索前列醇，服用剂量为0.6 mg，2小时之后可实施取环术。研究组术前注射间苯三酚，取80 mg间苯三酚+10 mL生理盐水（0.9%）混合后静脉注射，30分钟之后可实施取环术。

（三）临床观察指标

（1）宫颈软化程度：① 术前不需要对宫颈口进行扩张，可以直接进行取环操作，患者并未产生不适症状为充分软化；② 探针进入宫腔顺利，但需要扩张宫颈口进行取环为部分软化；③ 宫颈口未开或极度狭窄，探针无法进入为未软化。

（2）取环效果：① 宫颈口不需要扩张，可以直接将环取出为顺利；② 需要对宫颈口进行扩张，且需要对环进行牵拉、旋转处理为困难；③ 未将环取出为失败。

（四）统计学方法

本次研究所涉及到的数据信息均通过SPSS 17.0软件进行统计学分析。计量资料以（均数±标准差）（$\bar{x}\pm s$）表示，组间比较采用t检验；计数资料用百分率表示，组间比较采用χ^2检验；$P<0.05$表示该差异具有统计学意义。

二、结果

（一）两组宫颈软化程度对比

从宫颈软化程度来看，研究组宫颈充分软化和宫颈部分软化患者的占比均高于对照组，$P<0.05$（表14）。

表14　两组宫颈软化程度对比

组别	充分软化/［例（%）］	部分软化/［例（%）］	未软化/［例（%）］
对照组	12（26.67）	8（17.78）	25（55.56）
研究组	24（53.33）	17（37.78）	4（8.89）
χ^2	6.667	5.277	22.436
P	0.010	0.022	0.000

（二）两组取环效果对比

从取环效果来看，研究组取环顺利患者的占比高于对照组，$P<0.05$（表15）。

表15　两组取环效果对比

组别	顺利/［例（%）］	困难/［例（%）］
对照组	16（35.56）	29（64.44）
研究组	37（82.22）	8（17.78）
χ^2	20.240	—
P	0.000	—

三、讨论

本次研究中，研究组宫颈软化程度更优，取环更加顺利。米索前列醇属于前列腺素 E_1 类似物，可以对宫颈纤维组织产生刺激作用，促进宫颈胶原裂解，或促进宫颈成熟，起到软化宫颈并使宫颈扩张产生的牵拉和机械性损伤减轻的作用。相关研究指出，在取环术前实施米索前列醇治疗，可以使疼痛症状得到缓解，效果良好。近些年，伴随生活水平提升，人们对医疗服务疼痛控制的要求也随之提高，因此为减轻患者痛苦，需要对更加安全且有效的取环前处理方式进行深入探究。间苯三酚属于纯平滑肌解痉药，无抗胆碱作用，不仅可以解除平滑肌痉挛，而且无抗胆碱样不良反应。同时该药物可以直接对泌尿生殖系统平滑肌产生作用，不会对正常平滑肌产生严重影响，所以可以取得良好的止痛效果，且不会出现血压异常等问题，对心血管功能无严重影响。另外该药物血药浓度半衰期仅为15分钟，用药4小时之后明显下降，经尿液以及粪便排出，可避免药物残留，保证治疗安全性。

四、结论

对于围绝经期行取环术的女性来说，间苯三酚的应用可以提高宫颈软化程度以及取环顺利程度。

参考文献

[1]　汪帆.间苯三酚应用于绝经后妇女取环的临床疗效［J］.航空航天医学杂志，2017，28（11）：1372-1373.

[2]　赵彩云.间苯三酚用于绝经后取环术的临床分析［J］.中国继续医学教育，2019，11（32）：147-149.

[3]　朱凤新.绝经期妇女取环术前用药软化宫颈的优越性研究［J］.齐齐哈尔医学院学报，2015，36（3）：323-324.

[4]　张洁.间苯三酚在围绝经期女性行取环术中的应用效果［J］.临床医学研究与实践，2019，04（19）：78-79.

作者：黄雪梅，苏州吴中区越溪卫生院

基于慢性阻塞性肺疾病专病管理模式探索全科医师规范化培训的效果

本文基于慢性阻塞性肺疾病（慢阻肺）专病管理模式，探索全科医师规范化培训（规培）教学方法的效果。选取 2022 年 4 月至 12 月在苏州市立医院全科规范化培训基地全科医学科参加规培的全科医师 42 名，随机分为试验组和对照组，每组 21 人。本研究为随机对照研究，对照组采用传统培训方式，试验组较对照组增加慢阻肺专病管理模式，进行"闭环式"培训 3 个月。采用改良迷你临床演练评估（mini-clinical evaluation exercise，mini-CEX）评价并对比两组学员出科考核成绩及教学满意度。与对照组相比，培训后试验组学员出科考评的条目中，诊疗康复计划制订、人文关怀、健康宣教、沟通技巧、整体表现等得分均升高；教学满意度也高于对照组学员。慢阻肺专病管理模式纳入全科医师规培，可明显提升参培医师的诊疗康复计划制订、人文关怀、健康宣教、沟通技巧、整体表现以及教学满意度。

目前，我国全科医师培养主要包括高等医学院校的全科医学专业、全科及助理全科医师规范化培训、全科医师定向培养以及全科医师转岗培训等多层次全科医学人才培养。随着国家全科医师规范化培训制度的建立与不断完善，基层全科医师的临床实践和管理能力得到了有效的提升。规培医师要在 3 年培训期间完成内科、外科、妇产科、儿科、急诊科、传染科、精神科、社区站点等众多学科的轮转。如何让学员在轮转期间掌握众多专业性极强的专科知识，并将所学知识运用到基层实践工作中，不仅是培训学员，也是培训基地以及带教老师面临的问题。以慢阻肺为例，在以往传统的规培带教中，侧重于疾病的诊断及治疗，尤其是慢阻肺急性加重的诊治，而未重视慢阻肺的预防、筛查、康复以及患者人文关怀。因此，本研究旨在探索慢阻肺专病管理模式的培训效果，以期为全科医师规培方式提供参考。

一、研究对象与方法

（一）研究对象

1. 纳入标准

（1）2022 年 4 月至 12 月期间在全科医学科完成 3 个月轮转的学员；

（2）学历为全日制本科学历。

2. 排除标准

（1）全科医师转岗培训学员；

（2）妊娠 3 个月及以上的女性学员。

最终入选 42 名参培学员作为研究对象，采用随机数字表法分为试验组和对照组，每组 21 人。所有学员均知情并同意参加该项研究。

本研究通过苏州市立医院伦理委员会审批（批号：K-2022-034-K01）。

（二）方法

1. 教学方法

所有规培带教老师均为带教经验丰富的高年资主治医师、副主任医师或主任医师。

（1）对照组：采用传统带教模式，即在规定的 3 个月轮转期间，带教老师在患者接诊、查体、病历书写、医嘱下达和三级查房等临床诊疗过程中，对规培学员进行观察、提问、指导、考核。

（2）试验组：采用慢阻肺专病管理模式，即在传统带教模式的基础上，强化对慢阻肺疾病的认识与预防、筛查与诊治、康复与关怀等立体式管理。采用"线下培训+线上培训"结合的方式。

线下培训包括：了解睡眠呼吸监测、过敏原测定、疫苗接种相关知识，掌握肺功能仪器（"大"

肺功能）和便携式肺功能仪（"小"肺功能）的检查与解读，尤其是熟练"小"肺功能的操作；熟练掌握血气分析、胸片及胸部 CT 结果的解读，以及呼吸机的操作与使用，尤其是无创呼吸机的使用。

线上培训包括：每周 1 次视听讲座，内容为国内外慢阻肺相关指南、专家共识的解读以及权威公众号文章及短视频等的学习，并讨论 1~3 个讲座内容的延伸问题。由带教课题组老师录制或转载"微课"，每半个月 1 次，包括慢阻肺的疾病特点、肺功能筛查、不同吸入剂的使用方法、有创和无创呼吸机的应用及操作等，每次 10~15 min。每个月开展 1 次 45~60 min 的小组线上会议，学员反馈临床轮转过程中遇到的理论和实践操作问题，由带教老师引导开展小组内讨论并答疑，汇总、分析共性问题并带入到带教过程中。

2. 培训效果评价

运用改良 mini-CEX 进行测评。在学员入科及出科接诊慢阻肺患者时，分别进行综合成绩考评（其中理论测评占 70%，操作测评占 30%）及 mini-CEX 量化测评 1 次，mini-CEX 量化测评内容包括病史采集、体格检查、诊疗康复计划制订、人文关怀、健康宣教、沟通技巧、整体表现等 7 项，每个项目测评满分为 9 分。测评结果：1~3 分为不合格，4~6 分为合格，7~9 分为优秀，每次 mini-CEX 测评时间约 30 min，反馈时间一般不超过 10 min。

3. 学员对带教老师的满意度调查

学员完成出科考核后，采用无记名方式填写对带教老师满意度的调查问卷；问卷包括非常满意、满意、基本满意以及不满意 4 个选项，不满意者须说明原因。

（三）统计学方法

所有数据均采用 SPSS 26.0 软件进行统计学分析，计量资料用（均数±标准差）（$\bar{x}\pm s$）表示，服从正态分布且方差齐时，组间两两比较采用独立样本 t 检验，组内前后比较采用配对 t 检验；计数资料用百分率表示，采用 χ^2 检验；非正态分布数据组间比较采用 Mann-Whitney U 秩和检验；以 $P<0.05$ 为差异有统计学意义。

二、结果

（一）两组规培学员的基线资料比较

两组规培学员性别、年龄、是否为应届生、是否通过执业医师资格考试、工作年限差异均无统计学意义（均 $P>0.05$）。见表 16。

表 16　两组全科医师规范化培训学员的基本资料比较

组别	人数	男性	年龄	应届生	执业资格证	工作年限
对照组	21 人	7 人（33.33%）	（25.77±1.64）岁	16 人（76.19%）	15 人（71.43%）	（1.67±0.97）年
试验组	21 人	8 人（38.10%）	（25.48±1.33）岁	17 人（80.95%）	14 人（66.67%）	（1.62±0.80）年
t/χ^2	—	0.10[a]	0.62	0.14[a]	0.11[a]	0.86
P	—	0.747	0.538	0.707	0.739	0.774

注：对照组为接受传统带教模式培训的全科规范化培训医师；试验组为接受慢阻肺专病管理模式培训的全科规范化培训医师；[a]为 χ^2 值。

（二）两组规培学员的教学效果比较

入科时两组学员的病史采集、体格检查、诊疗康复计划制订、人文关怀、健康宣教、沟通技巧、整体表现以及综合成绩的测评得分差异均无统计学意义（均 $P>0.05$）。见表 17。

出科时，对照组学员病史采集、体格检查、诊疗康复计划制订、沟通技巧、整体表现以及综合成绩测评得分较入科时更高（均 $P<0.05$）。试验组学员病史采集、体格检查、诊疗康复计划制订、

人文关怀、健康宣教、沟通技巧、整体表现以及综合成绩测评得分较入科时更高（均 $P<0.05$）。其中，试验组学员诊疗康复计划制订、人文关怀、健康宣教、沟通技巧、整体表现测评得分较对照组更高（$P<0.05$）。见表17。

表17　两组全科医师规范化培训学员入科及出科后慢性阻塞性肺疾病管理评分比较（分，$\bar{x}\pm s$）

评分项目	对照组（21人）				试验组（21人）			
	入科	出科	t	P	入科	出科	t	P
病史采集	5.81±1.21	6.43±0.93	−3.08	0.006	5.86±1.31	6.29±1.19	−2.63	0.016
体格检查	5.48±1.17	5.95±1.36	−2.68	0.014	5.52±1.08	6.19±1.17	−3.01	0.007
诊疗康复计划制订	5.14±1.15	5.57±1.21	−2.12	0.047	5.19±1.50	6.86±0.96ᵃ	−6.38	<0.001
人文关怀	5.52±1.08	5.86±0.79	−1.67	0.110	5.57±0.81	7.05±0.80ᵃ	−9.95	<0.001
健康宣教	4.38±1.32	4.48±0.87	−0.62	0.540	4.48±1.25	6.95±0.80ᵃ	−10.10	<0.001
沟通技巧	4.90±1.09	5.29±0.78	−2.61	0.017	4.81±1.33	6.24±1.04ᵃ	−8.77	<0.001
整体表现	5.10±1.34	6.19±1.08	−6.53	<0.001	5.05±1.43	7.10±0.77ᵃ	−9.64	<0.001
综合成绩	71.81±5.19	75.81±4.39	−4.90	<0.001	72.38±3.99	74.95±3.91	−6.97	<0.001

注：对照组为接受传统带教模式培训的全科规范化培训医师；试验组接受慢阻肺专病管理模式培训的全科规范化培训医师；ᵃ为试验组与对照组出科时比较，均 $P<0.05$。

（三）两组学员对带教老师教学满意度的比较

对照组 23.8%（5/21）的学员对传统带教模式非常满意，14.3%（3/21）的学员不满意，不满意的原因包括带教老师过于注重理论教学、病房带教，而忽视全科医师定位，对未来工作岗位的胜任表示担忧。试验组 47.6%（10/21）的学员对带教老师非常满意，仅 4.8%（1/21）的学员不满意，不满意的原因是线上小组讨论学习占用休息时间。试验组学员对教学的满意度高于对照组（$P<0.05$）。见表18。

表18　两组全科医师规范化培训学员对带教老师的满意度比较

组别	人数	非常满意	满意	基本满意	不满意	Z	P
对照组	21人	5人（23.8%）	6人（28.5%）	7人（33.3%）	3人（14.3%）	−2.02	0.044
试验组	21人	10人（47.6%）	7人（33.3%）	3人（14.3%）	1人（4.8%）		

注：对照组为接受传统带教模式培训的全科规范化培训医师；试验组接受慢阻肺专病管理模式培训的全科规范化培训医师。

三、讨论

慢阻肺患者中约 35.3% 没有症状，仅有 6.5% 的患者接受过肺功能的检测。首次入院的慢阻肺急性加重患者通常病情严重，甚至其中 1/3 的慢阻肺患者在急性加重之前没有被确诊过。2018 年的一项研究显示我国有近 1 亿的慢阻肺患者，慢阻肺患者因生病误工、门诊住院治疗等给家庭以及医保支出带来了巨大负担。在对全科医师的培养中，如何更有效地将慢阻肺的预防、筛查、诊断、治疗、康复等不同阶段进行科学、系统化综合管理，进而减少慢阻肺急性加重，延缓疾病进展，提高慢阻肺患者的生命质量，降低致残、致死率，对减轻患者家庭负担、节约社会医疗资源有重要意义。

三级医院传统带教方式多以疾病的诊断、鉴别诊断与治疗为重点，而忽视相关疾病的预防和康复，忽略了对居家养老、家庭照护等方面的指导和考核，对全科规培学员毕业后工作岗位的实际需求考虑不足。另外，基层重点工作之一的慢性病管理方面的带教也亟须加强。这也就要求现有的全科带教模式要有所转变，使得规培后的全科学员可以更好地衔接基层全科岗位，并指导全科日常工作的开展，进而提升基层全科医师的疾病综合管理能力与健康服务能力。

本研究的线上培训通过对慢阻肺指南、专家共识的解读以及利用文献或视频形式对慢阻肺的病因、预防、筛查、诊治及康复综合管理进行更全面、生动的展示，并通过线上小组会议有效解决学员轮转学习过程中碰到的实际问题，"线下培训+线上培训"结合，对学员的常见问题和共性问题进行汇总分析；教学过程中的双向反馈便于带教老师及时有效调整和改进教学计划，进而达到教学相长的效果。

带教过程中我们引入 mini-CEX 量化测评，结果显示，试验组在诊疗康复计划制订、人文关怀、健康宣教、沟通技巧以及整体表现等多方面均明显优于对照组，这说明了慢阻肺专病管理带教模式明显优于传统的带教模式，使得学员们在提高临床诊疗技能的同时更进一步地凸显了慢阻肺专病管理带教模式在"以患者为中心的生物-心理-社会医学模式"方面的优势。另外，对照组中入科与出科的健康宣教测评分数相比无明显差异，这也一定程度上从侧面说明了传统带教模式对健康宣教意识的缺乏。最后在两组学员对带教老师的满意度测评中，可以看到试验组的满意度明显优于对照组，表明了与传统带教模式相比，慢阻肺专病管理带教模式更受参培学员的喜爱。不足之处是本研究仅为单中心研究，且样本量较少、没有采用盲法以及观察时间短等。

综上所述，本研究在全科医师规范化培训中对特定慢性病的管理进行了初步探索并取得了较满意的教学效果，有望为全科医师规范化培训的深化和拓展提供思路。

参考文献

［1］ 张丽丽，周蓉，张勘．上海市全科医师规范化培训工作模式及成效［J］．中华全科医师杂志，2018，17（6）：494-496.

［2］ 秦江梅，李思思，林春梅．我国全科医生培养与使用激励机制改革进展及发展策略［J］．中国全科医学，2020，23（19）：2351-2358.

［3］ 杨智华，梁星．依托胸痛中心建设开展心内科住院医师规范化培训的探索与应用［J］．昆明医科大学学报，2021，42（10）：172-177.

［4］ WANG C, XU J, YANG L, et al. Prevalence and risk factors of chronic obstructive pulmonary disease in China (the China Pulmonary Health［CPH］study)；a national cross-sectional study［J］.Lancet, 2018,391（10131）:1706-1717.

［5］ 厉蓓，高越，王晓楠，等．"三师共管模式"在全科住院医师规范化培训中的应用探索［J］．中华全科医师杂志，2020，19（1）：79-82.

［6］ 中华医学会，中华医学会杂志社，中华医学会全科医学分会，等．慢性阻塞性肺疾病基层诊疗指南（2018年）［J］．中华全科医师杂志，2018，17（11）：856-870.

作者：孙勤，苏州市高新区中医医院

王志明，管学妹，苏州大学附属苏州九院

黄岳青，苏州市立医院

审稿：黄敏，苏州市立医院

［基金项目：江苏基层卫生发展与全科医学教育研究中心重点项目（2021A01）；苏州市科技发展计划（SYSD2019209）；苏州市科教兴卫青年科技项目（KJXW2019033）］

急性脑梗死患者血压变异性与 rt-PA 静脉溶栓后近期获益的相关性研究

本文探讨急性脑梗死（acute cerebral infarction，ACI）患者血压变异性（blood pressure variability，BPV）与重组组织型纤溶酶原激活剂（rt-PA）静脉溶栓治疗后近期获益的相关性。选取 2018 年 11 月至 2021 年 1 月在安徽医科大学附属宿州医院接受 rt-PA 静脉溶栓治疗的 154 例 ACI 患者，回顾性分析患者的一般资料及相关血清学指标，按溶栓后 24 h 的神经功能改善率分为近期获益组（≥18%）及近期未获益组（<18% 或 NIHSS 评分增加）。监测患者的 24 h 动态血压变化情况，计算两组患者的 24 h 平均收缩压（24 h SBP）、白天平均收缩压（dSBP）、夜间平均收缩压（nSBP）、24 h 平均舒张压（24 h DBP）、白天平均舒张压（dDBP）、夜间平均舒张压（nDBP）、24 h 收缩压标准差（24 h SSD）、白天收缩压标准差（dSSD）、夜间收缩压标准差（nSSD）、24 h 舒张压标准差（24 h DSD）、白天舒张压标准差（dDSD）、夜间舒张压标准差（nDSD），24 h SSD、24 h DSD、dSSD、dDSD、nSSD 和 nDSD 反映 BPV，比较两组间各指标。与近期获益组比较，近期未获益组患者 24 h SBP、dSBP、24 h SSD、dSSD、nSSD 均显著高于近期获益组，差异有统计学意义。多因素 Logistic 回归分析显示 dSBP、dSSD 是 rt-PA 静脉溶栓治疗近期获益的独立影响因素。BPV 可能是影响 ACI 患者 rt-PA 静脉溶栓后近期获益的重要因素，且 BPV 越大，预后可能越差。

ACI 又称急性缺血性脑卒中（acute ischemic stroke，AIS），是因椎基底动脉或颈内动脉系统狭窄或闭塞，引起脑血液供应障碍或脑血管灌注不足，从而导致脑组织缺血坏死，是导致残疾的主要原因之一。随着全球人口老龄化，ACI 的发病率也在增加。治疗 ACI 的关键在于尽早挽救缺血半暗带，恢复梗死部位的血流再灌注，缩小梗死面积，最大程度减轻患者神经功能损伤，促使患者神经功能恢复。rt-PA 静脉溶栓（intravenous thrombolysis，IVT）治疗具有方便快捷、药物价格合理、费时少及属于无创操作等优点，患者易于接受，使得 IVT 在 ACI 早期治疗中处于主导地位。然而，ACI 病因众多，可能影响 IVT 疗效的因素在目前的研究和指南中尚未统一，因此明确溶栓预后的相关影响因素，进行有针对性的干预对改善溶栓预后至关重要。研究表明，血压是影响静脉溶栓预后的因素之一，但目前临床工作中主要还是以基线和平均血压为基础对血压进行管理，很少考虑到 BPV 对患者预后的影响，BPV 对预测患者 IVT 后近期获益的价值也很少被提及。本文通过监测患者的 24 h 动态血压变化情况，分析 BPV 与行 IVT 治疗的 ACI 患者近期获益间的关系。

一、研究对象和方法

（一）研究对象

对 2018 年 11 月至 2021 年 1 月在安徽医科大学附属宿州医院接受 rt-PA IVT 的 154 例 ACI 患者进行回顾性研究，所有患者均符合《中国急性缺血性脑卒中诊治指南 2018》的纳入及排除标准，同时排除影像、实验室资料不完善及静脉溶栓桥接血管内治疗的患者。

（二）研究方法

（1）分组：采用患者溶栓后 24 h 神经功能改善率作为近期是否获益的指标，参照 ACI 临床疗效评价，神经功能改善率 =［（治疗前 NIHSS 总分−治疗 24 h 后 NIHSS 总分）/治疗前 NIHSS 总分］× 100%。改善率 ≥18% 为近期获益组，<18% 或治疗 24 h 后 NIHSS 总分增加为近期未获益组。

（2）24 h 动态血压监测：所有入组患者签署知情同意书后收住重症监护室，予以 24 h 心电监护，监测患者血压，每小时记录一次数据，选择 24 h SSD、24 h DSD、dSSD、dDSD、nSSD、nDSD 代表 BPV。若 24 h 成功记录信息量<80%，则记为无效。

（3）临床资料：记录患者年龄、既往史、发病至溶栓时间（onset to needle time，ONT）、门诊至溶栓时间（door to needle time，DNT）等。急诊采取静脉血，完善血糖（GLU）、胆固醇（TC）、尿酸（UA）、甘油三酯（TG）、同型半胱氨酸（Hcy）等实验室检查并进行资料收集。

（三）统计学方法

应用 SPSS 20.0 软件对数据进行统计分析，计量资料用（均数±标准差）（$\bar{x}±s$）表示；计数资料用频数、百分率（%）进行描述。计量资料符合正态分布者组间比较采用独立样本 t 检验，不符合正态分布者组间比较采用秩和检验。计数资料的组间比较采用 χ^2 检验，多因素分析采用 Logistic 回归分析，同时对 dSSD、dSBP 进行受试者工作特征曲线（ROC）分析。$P<0.05$ 为差异有统计学意义。

二、结果

（一）两组患者临床资料比较

154 例患者中男性 95 例，女性 59 例，年龄（65.99±13.51）岁，统计学分析显示，两组患者的年龄、性别比较差异无统计学意义（$P>0.05$）。近期未获益组（$n=55$）患者的房颤史、ONT、溶栓前血糖、总胆固醇水平与近期获益组（$n=99$）患者的差异有统计学意义（$P<0.05$）。见表 19 和表 20。

表 19　两组患者临床资料单因素分析

因素	近期获益（$n=99$）	近期未获益（$n=55$）	t/χ^2	P
男性/［例（%）］	61（64.2）	34（35.8）	0.001	0.980
年龄/岁	65.24±13.83	67.35±12.92	0.925[a]	0.356
吸烟/［例（%）］	25（73.5）	9（26.5）	1.624	0.203
饮酒/［例（%）］	12（54.5）	10（45.5）	1.061	0.303
高血压/［例（%）］	58（61.7）	36（38.3）	0.701	0.402
糖尿病/［例（%）］	14（53.8）	12（46.2）	1.485	0.223
房颤/［例（%）］	17（48.6）	18（51.4）	4.872	0.027
冠心病/［例（%）］	24（60.0）	16（40.0）	0.432	0.511
DNT/min	34.13±13.82	30.33±12.95	1.881[a]	0.060
ONT/h	1.85±0.94	3.10±0.94	6.604[a]	<0.001

注：[a] 为 t 值。

表 20　两组患者血清学资料单因素分析

因素	近期获益（$n=99$）	近期未获益（$n=55$）	t	P
GLU/（mmol/L）	6.54±1.49	8.19±3.01	4.387	<0.001
TC/（mmol/L）	4.41±0.96	4.76±0.98	2.158	0.033
UA/（μmol/L）	323.41±92.62	308.71±79.28	1.065	0.287
TG/（mmol/L）	2.23±1.45	1.91±1.23	1.109	0.268
Hcy/（mmol/L）	13.53±8.08	15.44±6.80	1.339	0.181

（二）两组患者血压参数比较

近期未获益组 24 h SBP、dSBP、24 h SSD、dSSD、nSSD 均显著高于近期获益组，差异有统计学意义（$P<0.05$），见表 21 及图 4 和图 5。

表 21　两组患者血压参数单因素分析

因素	近期获益	近期未获益	t	P
24 h SBP	143.89±3.85	145.47±4.75	2.117	0.037
24 h DBP	81.94±3.12	82.95±3.73	1.786	0.076
dSBP	141.42±3.35	146.80±6.42	5.790	<0.001
nSBP	141.59±5.44	143.16±6.12	1.648	0.101
dDBP	82.49±3.83	83.51±3.92	1.562	0.120
nDBP	80.83±4.06	81.85±2.57	1.917	0.057
24 h SSD	13.68±1.62	14.80±1.74	3.998	<0.001
dSSD	13.89±1.90	17.89±2.91	9.159	<0.001
nSSD	8.21±1.54	8.87±1.70	2.462	0.015
24 h DSD	8.64±1.10	8.90±1.13	1.411	0.160
dDSD	10.79±1.53	10.75±1.39	0.182	0.856
nDSD	7.69±1.04	7.96±1.07	1.562	0.120

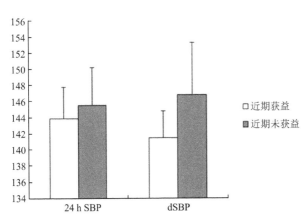

图 4　两组患者 24 h SBP 与 dSBP 比较

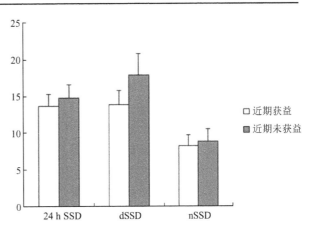

图 5　两组患者 24 h SSD、dSSD、nSSD 比较

（三）近期获益的多因素分析

将单因素分析中差异有统计学意义的因素纳入 Logistic 回归分析，结果显示，溶栓前血糖（$OR=0.41$，95% $CI=0.21\sim0.79$）、ONT（$OR=0.23$，95% $CI=0.07\sim0.79$）、dSBP（$OR=0.81$，95% $CI=0.72\sim0.91$）、dSSD（$OR=0.45$，95% $CI=0.34\sim0.61$）是近期获益的独立影响因素，见表 22。

表 22　影响患者预后的 Logistic 回归分析

因素	B	标准误差	瓦尔德	P	OR（95% CI）
ONT	−1.452	0.618	5.523	0.019	0.23（0.07~0.79）
GLU	−0.899	0.34	7.005	0.008	0.41（0.21~0.79）
dSSD	−0.792	0.15	27.888	<0.001	0.45（0.34~0.61）
dSBP	−0.215	0.059	13.324	<0.001	0.81（0.72~0.91）

（四）dSSD、dSBP 预测患者预后的 ROC 分析

dSSD、dSBP 预测患者预后状态 ROC 曲线下面积分别为 0.889、0.766（$P<0.001$），见图 6。

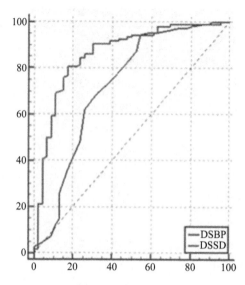

图 6　dSSD、dSBP 预测患者预后 ROC 曲线分析

三、讨论

ACI 是由于动脉粥样硬化导致血管狭窄和硬化，进而导致脑组织缺血和坏死的一种疾病。ACI 的发病率、致残率和病死率均高，严重威胁人类健康，影响生活质量。ACI 的早期治疗重在恢复局部脑血流和保护缺血神经细胞，在超早期，溶栓是主要的治疗方法。本研究发现 ONT、溶栓前血糖是近期获益的独立影响因素，与既往研究相符。除此之外，dSBP、dSSD 也是近期获益的独立影响因素。

本研究发现，近期未获益组 24 h SBP、dSBP 均显著高于近期获益组。血压管理不理想可能是预后不佳的一个原因，可能与 ACI 患者血压代偿性升高有利于缺血脑组织恢复灌注，进而挽救半暗带有关，但血压过高会加重脑水肿，引起出血转化，尤其是对溶栓治疗的患者。血压降低会导致半暗带灌注降低，进而导致不良预后，故临床通常把控制患者血压水平作为减少术后不良事件发生的手段。

随着研究的深入，逐渐认识到 BPV 预测 IVT 预后可能更为重要。BPV 是血压稳定性的一种衡量指标，与心脑血管事件的发生风险密切相关。患者的 BPV 增大，对血压的调节能力也会下降。有研究分析 BPV 机制发现其与动脉粥样硬化程度、血管顺应性和血压调节能力均具有相关性。本研究发现两组患者 24 h SSD、dSSD、nSSD 有显著差别，且 dSSD 是溶栓后近期获益的独立影响因素，说明 IVT 后血压下降且稳定的患者更有可能获得近期良好的预后，与 MANNING 等研究人员的荟萃分析一致。但国外一项纳入 28 976 例接受 IVT 治疗的急性脑梗死患者的研究（SITS-ISTR 研究）发现，BPV 是 ACI 患者 IVT 后 3 个月症状性颅内出血、致残率和病死率的重要预测因子，而与短期预后（发病 24 h）关系不大。本研究与 SITS-ISTR 研究结果不同，可能是由于国外只记录了 IVT 前、IVT 后 2 h 和 24 h 其中 3 个点的血压，可能导致 BPV 存在偏差。既往研究显示，在 ACI 急性期，大脑的自我调节功能受损，BPV 的降低或增大都将会导致脑灌注不足或过度，血管痉挛和血压不稳等因素可使神经功能区域缺血或缺血再灌注损伤。灌注不足会进一步扩大颅内梗死灶，即使血压较小程度地降低也会增加缺血的风险，导致半暗带组织的丧失。然而，灌注过度会导致出血转化，影响患者预后，其机制可能为：患者病变血管狭窄或闭塞，梗死区域缺血缺氧，导致血脑屏障通透性损伤，经 IVT 治疗后，纤维蛋白被大量激活进而加重血脑屏障的损伤。除此之外，颈动脉窦压力感受器的敏感性下降，血压调节能力减弱，加上血管壁缺损，动脉斑块破裂，患者血压升高会增加血管破裂风险，最终导致出血转化的发生。因此，早期 BPV 越大，发生 IVT 后颅内出血风险越高，且以收缩压变异性的影响更明显。WU 等人的研究表明，在血管再通成功的患者中，收缩压下降的速度明显更快，因此，降压治疗前应根据实际情况充分评估风险，谨慎控制血压水平，以减少降压引起的脑灌注不足的可能性。早期合理管控血压，并尽可能减小 BPV，能有效改善 ACI 患者 IVT 后的预后。

综上所述，BPV 可能是影响 IVT 患者近期获益的重要因素，且 BPV 越大，患者预后可能越差。本研究不足之处：溶栓前将患者血压降至 180/100 mmHg 可能会影响患者的血压变异性，且此研究纳入的影响因素有限，未统计患者远期预后，未来可以实施多中心和更多时间点的大样本量前瞻性研究进一步明确 ACI 患者 IVT 治疗预后的影响因素，从而建立 IVT 预后预测模型，更好地帮助选择适合溶栓的患者及评估预后，对解释患者临床预后的变异性有重要意义。

参考文献

［1］ 谭经，余和平，彭晓华，等．急性脑梗死患者纤溶亢进相关危险因素分析［J］．中国实用神经疾病杂志，2021，24（12）：1054-1060.

［2］ PAUL S, CANDELARIO-JALIL E. Emerging neuroprotective strategies for the treatment of ischemic stroke：An overview of clinical and preclinical studies［J］.Exp Neurol, 2021,335:113518.

［3］ 孙新帅，李文波，黄煜．急性缺血性脑卒中患者不同时间窗静脉溶栓临床分析［J］．中国实用神经疾病杂志，2020，23（22）：1979-1985.

［4］ 蔡智立，何奕涛，周致帆，等．脑梗死超早期静脉溶栓治疗的疗效及相关因素分析［J］．中国实用神经疾病杂志，2020，23（5）：380-385.

［5］ WANG Z X, WANG C, ZHANG P, et al. Effects of Early Changes in Blood Pressure During Intravenous Thrombolysis on the Prognosis of Acute Ischemic Stroke Patients［J］.Front Aging Neurosci,2020,12:601471.

［6］ LEI Z, LI S, HU S, et al. Effects of Baseline Systolic Blood Pressure on Outcome in Ischemic Stroke Patients With Intravenous Thrombolysis Therapy：A Systematic Review and Meta-Analysis［J］.Neurologist, 2020,25(3):62-69.

［7］ 杨辉丽，翟明明，彭静华，等．阿替普酶静脉溶栓治疗急性缺血性卒中临床分析［J］．中国实用神经疾病杂志，2020（16）.

［8］ ZHOU D, XIE L, WANG Y, et al. Clinical Efficacy of Tonic Traditional Chinese Medicine Injection on Acute Cerebral Infarction：A Bayesian Network Meta-Analysis［J］.Evid Based Complement Alternat Med, 2020, 2020:8318792.

［9］ WU T, LI P, SUN D. Assessing the Clinical Efficacy of Recombinant Tissue Plasminogen Activator on Acute Cerebral Infarction［J］.J Nanosci Nanotechnol, 2020,20(12):7781-7786.

作者：叶薪，刘时华，安徽医科大学附属宿州医院
审稿：钟平，安徽医科大学附属宿州医院

［基金项目：2020 年度安徽高校自然科学研究项目（KJ2020A0193）；安徽医科大学 2019 年度校科研基金项目（2019xkj240）］

三伏贴治疗慢性阻塞性肺疾病稳定期的疗效观察及可推广性分析

本文观察三伏贴治疗慢性阻塞性肺疾病的疗效，统计医务人员及患者对该项技术的满意度，初步分析该技术的推广可行性。选取本院定期管理的慢性阻塞性肺疾病稳定期患者 100 例，随机分为对照组、治疗组，每组各 50 例。对照组予沙美特罗氟替卡松干粉吸入剂（50 μg：250 μg），每日 2 次，每次 1 吸。治疗组在西药治疗的基础上，加用三伏贴治疗。对比两组患者的症状改善有效率、住院次数、医务人员及患者满意度。治疗组患者症状改善总有效率高于对照组，治疗组患者再次入院率低于对照组，医务人员对三伏贴操作的满意度高，治疗组患者满意度高于观察组。三伏贴治疗慢性阻塞性肺疾病稳定期的疗效好，可减少住院次数，医务人员及患者对其满意度高，可在基层推广。

慢性阻塞性肺疾病（Chronic obstructive pulmonary disease，COPD）是以不完全可逆的气流受限为特点的一种临床常见病、多发病、慢性病，可表现为慢性咳嗽、咳痰、喘息、呼吸困难及其他全身性症状。临床上易于明确诊断但难以治疗，且病程长，可逐渐引起较多并发症，如肺源性心脏病、呼吸衰竭等，对患者日常活动能力、心理等方面均有较大的影响。本病发病率和死亡率都很高，造成严重的社会负担和经济负担。中国成人肺部健康研究（CPHS）在 2018 年调查了 50 991 名来自于 10 个省市的群众，结果表明在 40 岁及以上的成年人中 COPD 的患病率高达 13.7%，第一次表明 COPD 在我国的患病人数约为 1 亿，引起了严重的疾病负担。可以说，防治 COPD 已成为当下急需解决的公共卫生问题之一。

临床上 COPD 分为急性加重期和稳定期，其中稳定期的治疗非常重要，包括药物治疗、维持治疗及预防治疗。然而迄今为止，在临床中尚未发现任何药物能够减慢患者肺功能的长期下降。2018 年，慢性阻塞性肺疾病全球倡议（GOLD）中特别强调了稳定期 COPD 患者的治疗方法并不局限于药物，其中肺康复治疗占有关键性地位，治疗的获益相当可观，可改善呼吸系统症状、生活质量、体力活动和对日常活动的参与度。

中医特色疗法基于中医辨证论治的观点，将经络学说、康复理论等融为一体，在 COPD 稳定期康复治疗方面优于急性期，包含多种行之有效、简便易行的治疗方法，具有独特的优势。李宁等研究者运用 Meta 分析的方法系统评价了中医特色疗法（针刺、灸法、穴位贴敷、穴位注射、穴位埋线、呼吸操）治疗 COPD 稳定期的临床疗效，发现中医特色疗法联合西医常规治疗对 COPD 稳定期的疗效优于单纯西医常规治疗，是治疗 COPD 稳定期有效的中西医结合方案。

COPD 好发于寒冷季节和气候变化之时，依据《黄帝内经》"春夏养阳"的原理，在炎热的夏季进行治疗，可以减少其在冬季发作的频率，减轻其发作的严重程度，称为"冬病夏治"。其中"三伏贴"是最具代表性的治疗方法。

一、临床资料

1. 一般资料

选取本院定期管理的 COPD 稳定期患者 100 例，根据 SPSS 21.0 统计软件自动产生的随机数字，随机分为对照组、治疗组，每组各 50 例。

2. 纳入标准

本研究的纳入标准为：① 符合 COPD 稳定期西医临床诊断标准和中医辨证分型属阳虚型的患者；② 肺功能分级位于 1~3 级之间，病情基本稳定，咳嗽、咳痰症状无明显加重者；③ 患者年龄介于 40~80 岁之间；④ 没有认知、言语障碍及精神系统疾病等，可以配合完成临床研究者；⑤ 患者自愿加入本研究，并已签署知情同意书；⑥ 参加本研究前 3 个月内没有参加其他临床研究者。

3. 排除标准

本研究的排除标准为：① 合并有其他严重肺、心、肝、肾和血液系统疾病的患者（如肺源性心脏病、恶性肿瘤、呼吸衰竭及气胸等）；② 处于 COPD 急性加重期的患者；③ 病情危重，肺功能分级为 4 级的患者；④ 妊娠及哺乳期妇女；⑤ 皮肤对医用胶布接触严重过敏的患者；⑥ 参加了其他临床研究或距离研究结束还没有超过 3 个月的患者；⑦ 不愿意签署知情同意书的患者。

4. 病例中止和剔除标准

本研究病例中止和剔除标准为：① 临床研究中发现不符合纳入标准或未按照试验方案完成治疗的患者，予以剔除；② 自愿退出，使用可能干预治疗效果的其他药物或发生不良事件，不能继续治疗的患者，予以中止试验。

二、研究方法

对照组的治疗方式：沙美特罗氟替卡松干粉吸入剂（50 μg：250 μg），每日 2 次，每次 1 吸。

治疗组的治疗方式：在 "沙美特罗氟替卡松干粉吸入剂（50 μg：250 μg），每日 2 次，每次 1 吸" 的基础上，加用三伏贴治疗。

随访观察 1 年。

三伏贴药物组成：将白芥子、细辛、甘遂、延胡索、肉桂按照 1：1：1：1：1 比例磨成药粉，药粉用生姜汁调制成糊状，做成药饼备用。

三伏贴的穴位选择：大椎及双侧的肺俞、肾俞、膏肓。

三伏贴的时间：选择夏季三伏天，贴敷时间为伏前 1 次、初伏 1 次、中伏 2 次、末伏 1 次，约每 10 天 1 次，共贴敷 5 次。

三、结果

采用 SPSS 21.0 软件进行统计学分析，计量资料以（均数±标准差）（$\bar{x}\pm s$）表示，组间比较采用 t 检验，计数资料以频数（百分数）表示，组间比较采用 χ^2 检验。以 $P<0.05$ 为差异有统计学意义。

（一）疗效比较

1. 治疗组与对照组治疗后中医临床症状的疗效比较

经治疗后，治疗组患者总有效率为 85.71%，对照组患者总有效率为 66.67%，经统计学分析，治疗组与对照组患者治疗后中医临床症状总有效率的差异有统计学意义，具体见表 23。

表 23　治疗组与对照组中医临床症状的疗效比较

组别	例数/例	治愈/例	显效/例	有效/例	无效/例	总有效/［例（%）］
治疗组	50	32	14	4	0	50（85.71%）
对照组	50	26	6	4	14	36（66.67%）
χ^2	—	—	—	—	—	5.98
P	—	—	—	—	—	0.014

2. 治疗组与对照组再入院率比较

对照组再入院率为 42%（21/50），治疗组再入院率为 36%（18/50），治疗组再入院率低于对照组，差异有统计学意义，具体见表 24。

表 24　治疗组与对照组住院次数比较

组别	例数/例	0 次/例	1 次/例	2 次/例	≥3 次/例	再入院率/%
对照组	50	29	10	7	4	42%
治疗组	50	16	16	11	7	36%
χ^2	—	—	—	—	—	8.455
P	—	—	—	—	—	0.004

（二）满意度情况

1. 医务人员满意度

运用自制问卷对 13 位医务人员在技术操作难度、操作熟练度、操作时间、收费价格等几方面进行问卷调查，有 12 位对"三伏贴"技术满意，满意度达到 92.31%。

2. 患者满意度

运用调查问卷对治疗组及观察组患者满意度进行调查，治疗组患者满意度是 84.0%，明显高于对照组的患者满意度 70.0%，差异有统计学意义，见表 25。

表 25　治疗组与对照组患者满意度比较

组别	满意/例	一般/例	不满意/例	满意度/%
治疗组	30	12	8	84.0%
对照组	23	12	15	70.0%
χ^2	—	—	—	6.656
P	—	—	—	0.036

四、讨论

COPD 在中医中属于"肺胀"的范畴，多以久病肺虚为主，由于反复感染六淫之邪尤其是寒邪，使病情进行性加重，病位由肺进而影响到心、脾、肾等脏腑，在病程中易产生痰、饮、瘀等产物。中医学主张"天人相应"，意在人应当遵循自然界规律，春夏养阳，秋冬养阴，以从其根，其中"治未病"的思想便是冬病夏治的理论来源。三伏贴就是在三伏天借助自然界的旺盛阳气和人体经络中气血旺盛的有利时机，通过贴敷，生发体内的阳气，培本固元，驱除体内寒邪，增强机体抗病能力，以减少秋冬季发作次数或减轻发作程度。本研究中的三伏贴包含白芥子、细辛、甘遂、延胡索、肉桂，诸药合用，达到疏通经络、调整脏腑阴阳、温痰化饮而止咳平喘的作用。所选穴位大椎、肺俞、肾俞、膏肓可振奋阳气、化痰平喘、补虚益损。三伏贴联合西药治疗慢阻肺可明显改善临床症状、减少急性发作住院次数。

另一方面，在三伏贴操作过程中，经过专业培训的医务人员可以在短时间内熟练地完善贴敷操作，治疗时间短，大大减轻了医务人员的工作负担，满足"简"的要求；其次三伏贴的用药成分为临床常用饮片，方便获得，患者贴敷结束后可自行取下，体现了"便"；三伏贴治疗效果显著，体现了"验"；最后，三伏贴价格合理，每年三伏贴总费用在 400 元左右，经济负担轻，体现了"廉"。综上，三伏贴满足中医适宜技术"简、便、验、廉"4 个方面的要求，临床疗效好，医务人员及患者满意度高，适合在卫生服务机构内推广使用。此次研究纳入的样本量较少，观察的指标有限，观察的周期较短，仍需要大样本、高质量随机对照研究来进一步证实其研究成果。

五、结论

本研究对比三伏贴联合西药治疗与单纯西药治疗 COPD 的疗效等方面，发现三伏贴联合西药治

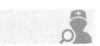

疗在中医临床症状改善、减少住院次数方面优于单纯西药治疗，医务人员的满意度高，三伏贴联合西药治疗的患者满意度明显高于单纯西药治疗。三伏贴治疗 COPD 稳定期的疗效好，值得在基层推广。

参考文献

［1］ 付倩雨，吴芬，樊院院，等. 三伏贴联合穴位注射对老年慢性阻塞性肺疾病稳定期患者生活质量及免疫功能影响［J］. 中医临床研究，2021，13（19）：47-50.

［2］ WANG C, XU J, YANG L, et al. Prevalence and risk factors of chronic obstructive pulmonary disease in China（the China Pulmonary Health［CPH］study）：a national cross-sectional study［J］.The Lancet，2018，391（10131）：1706-1717.

［3］ CELLI B, FABBRI L, CRINER G, et al. Definition and nomenclature of chronic obstructive pulmonary disease：time for its revision［J］.Am J Respir Crit Care Med，2022，206（11）：1317-1325.

［4］ 李汝红，吴修辉. 三伏贴联合肺康复对 COPD 稳定期患者肺功能及再住院率的影响研究［J］. 中国实用医药，2020，15（11）：136-138.

［5］ 曾祺，余天泰. 扶阳法治疗肺胀的理论与效果分析［J］. 中国社区医师，2023，39（12）：5-7.

作者：徐荟，常熟市梅李人民医院

［基金项目：常熟市科技发展计划（社会发展）指导性项目（CSWSQ202210）］

老年营养风险指数与老年慢性心衰患者骨质疏松关系的研究

本文研究老年营养风险指数（GNRI）与老年慢性心衰患者骨质疏松严重程度的关系。收集2021年6月至2022年6月在本院就诊的80例老年慢性心衰患者的临床资料，根据骨密度水平将患者分为观察组（有骨质疏松，24例）和对照组（无骨质疏松，56例），比较两组患者GNRI水平，分析GNRI与骨量水平的关系。采用Logistic多因素模型分析老年慢性心衰患者并发骨质疏松的相关因素，并分析相关因素判断骨质疏松的价值。结果显示，观察组GNRI显著低于对照组，心衰患者GNRI与骨密度T值具有相关性。比较骨量正常组、骨量减少组及骨质疏松组患者的营养分级，差异有统计学意义。Logistic多因素模型分析结果显示，吸烟、高脂血症及甘油三酯（TG）是增加骨质疏松的高危因素，补充维生素D与GNRI是慢性心衰患者并发骨质疏松的保护因素。GNRI与老年慢性心衰患者骨密度值相关，这一结论有助于判断骨质疏松风险。

骨质疏松是以骨量减少和骨组织细微结构退变为主要病理特点的代谢性骨骼疾病，该病起病隐匿，早期无特异性表现。随着病情进展，骨折风险显著增加，尤其是老年患者，骨折概率更高。慢性心衰也是老年人群的高发病，既往有研究显示慢性心衰与骨质疏松存在核心交集靶点，且随着心衰病情进展，骨密度水平逐渐下降。另外，近年来有学者提出老年慢性心衰和骨质疏松患者均存在营养不良，推测营养状态与二者均密切相关。老年营养风险指数（GNRI）是由Bouillanne提出的针对老年人群的营养评估方法，既往已有报道将其用于糖尿病相关并发症的预测。本研究通过回顾性分析探讨GNRI在判断骨质疏松风险中的价值，为骨质疏松的防治提供参考依据。现将结果报道如下，供临床参考。

一、资料与方法

（一）一般资料

选取2021年6月至2022年6月在本院就诊的80例老年慢性心衰患者作为研究对象。

纳入标准：① 患者均符合指南推荐有关慢性心衰诊断标准；② 患者年龄≥60岁；③ 患者心功能符合纽约心脏协会（NYHA）分级Ⅱ～Ⅲ级。

排除标准：① 患者临床资料丢失者；② 精神意识障碍或依从性差，不能有效配合者；③ 急性心力衰竭患者；④ 合并有恶性肿瘤、自身免疫性疾病及严重感染者。

根据是否伴有骨质疏松症将80例患者分为观察组（有骨质疏松，24例）和对照组（无骨质疏松，56例）。观察组中，男16例，女8例；年龄62～74岁，平均年龄（68.16±5.89）岁；病程1～10年，平均病程（4.97±2.23）年。对照组中，男34例，女22例；年龄61～72岁，平均年龄（67.76±5.14）岁；病程1～9年，平均病程（5.01±2.18）年。两组患者性别、年龄及病程比较，差异均无统计学意义，具有可比性。

（二）检查方法

（1）骨密度测量：采用双能X线吸收法测量患者腰椎、股骨颈及髋部骨密度值，T值=（骨密度测量平均值−正常人群平均骨密度值）/正常人群骨密度标准差。

（2）GNRI计算：GNRI=（1.489×白蛋白）+41.7×（体重/理想体重），理想体重=身高−100−[（身高−150）/4]。

（三）观察指标

根据骨密度测定值将患者分为观察组和对照组。观察组患者T值<−2.5 SD，为伴发骨质疏松。对照组患者T值≥−2.5 SD，无骨质疏松，其中T值>−1.0 SD者为骨量正常，−2.5 SD≤T值≤−1.0 SD

者为骨量减少。根据 GNRI 水平将患者分为无营养风险（GNRI>98）、低营养风险（92≤GNRI≤98）、中营养风险（82≤GNRI<92）及高营养风险（GNRI<82）。

（四）统计学方法

选用 SPSS 20.0 软件对数据进行统计学分析，计量资料以（均数±标准差）（$\bar{x}\pm s$）表示，组间比较采用独立样本 t 检验；计数资料以例数（百分比）表示，组间比较采用卡方检验；等级资料组间比较采用秩和检验；骨质疏松相关因素分析采用 Logistic 分析，并采用受试者工作曲线（ROC）分析预测模型的应用价值。$P<0.05$ 为差异有统计学意义。

二、结果

（一）两组患者 GNRI 比较

观察组 GNRI 显著低于对照组，差异有统计学意义（$P<0.05$），见表26。

表26　不同患者 GNRI 水平比较

组别	例数/例	GNRI
观察组	24	91.48±18.54
对照组	56	104.59±23.78
t	—	2.403
P	—	0.019

（二）GNRI 与骨密度水平关系

将80例慢性心衰患者分成骨量正常组、骨量减少组及骨质疏松组，并进行营养分级比较，结果显示组间差异有统计学意义（$P<0.05$），见表27。GNRI 与骨密度 T 值具有相关性（$r=0.540$，$P<0.05$），见图7。

表27　GNRI 与骨密度水平关系

组别	例数/例	营养分级			
		高营养风险/例	中营养风险/例	低营养风险/例	无营养风险/例
骨量正常	30	1	6	8	15
骨量减少	26	6	9	6	5
骨质疏松	24	12	6	4	2
H	—	20.986			
P	—	<0.001			

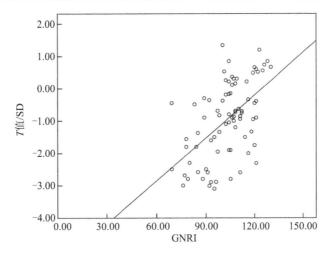

图7　GNRI 与骨密度 T 值相关性分析

（三）慢性心衰合并骨质疏松的单因素分析

观察组吸烟、高脂血症、高血压、糖尿病的发生率显著高于对照组，补充维生素 D 比例显著低于对照组，差异均有统计学意义（$P<0.05$）。观察组高密度脂蛋白（HDL-C）、同型半胱氨酸（Hcy）及甘油三酯（TG）水平显著高于对照组，低密度脂蛋白（LDL-C）显著低于对照组，差异均有统计学意义（$P<0.05$）。两组患者总胆固醇（TC）差异无统计学意义。见表 28。

表 28　慢性心衰并发骨质疏松单因素分析

组别	例数/例	吸烟		高脂血症		高血压		糖尿病		维生素 D	
		是/例	否/例	是/例	否/例	是/例	否/例	是/例	否/例	是/例	否/例
观察组	24	16	8	15	9	19	5	16	8	10	14
对照组	56	23	33	21	35	18	38	22	34	40	16
χ^2	—	4.405		4.242		14.944		5.051		6.349	
P	—	0.036		0.039		<0.001		0.025		0.012	

组别	例数/例	HDL-C/（mmol/L）	Hcy/（μmol/L）	TC/（mmol/L）	TG/（mmol/L）	LDL-C/（mmol/L）
观察组	24	1.63±0.65	14.84±3.92	4.52±1.06	3.59±0.69	2.50±0.76
对照组	56	1.02±0.31	12.26±4.03	4.14±0.93	1.88±0.82	2.97±0.81
t	—	5.701	2.645	1.605	8.941	2.421
P	—	<0.001	0.010	0.112	<0.001	0.018

（四）慢性心衰合并骨质疏松的多因素分析

将可能影响慢性心衰患者发生骨质疏松的相关因素赋值，见表 29，将赋值后的各因素纳入 Logistic 多因素模型，结果显示吸烟、高脂血症及 TG 是骨质疏松的高危因素（$P<0.05$），补充维生素 D 和 GNRI 是骨质疏松的保护因素（$P<0.05$），见表 30。根据 Logistic 多因素结果建立风险系数（R）模型，$R=0.948×1+0.657×2-0.516×5-0.656×6+0.862×10$。ROC 分析显示该模型判断慢性心衰合并骨质疏松的 AUC 为 0.760（$SE=0.088$，$95\% CI=0.588\sim0.933$，$P=0.010$），敏感度为 0.750，特异度为 0.780，见图 8。

表 29　慢性心衰并发骨质疏松症相关因素赋值

指标		赋值情况
吸烟	X1	是=1，否=0
高脂血症	X2	是=1，否=0
高血压	X3	是=1，否=0
糖尿病	X4	是=1，否=0
维生素 D	X5	是=1，否=0
GNRI（X6）、HDL-C（X7）、LDL-C（X8）、Hcy（X9）、TG（X10），以原值带入		

表 30　慢性心衰并发骨质疏松多因素分析结果

指标	β	SE	$Wald \chi^2$值	OR	$95\% CI$	P
吸烟	0.948	0.374	6.413	2.581	1.239~5.377	0.011
高脂血症	0.657	0.228	8.309	1.929	1.234~3.015	0.004
高血压	0.468	0.336	1.937	1.597	0.826~3.088	0.164
糖尿病	0.789	0.520	2.306	2.202	0.795~6.099	0.129

（续表）

指标	β	SE	Wald χ^2 值	OR	95% CI	P
维生素 D	−0.516	0.165	9.768	0.597	0.432~0.825	0.002
GNRI	−0.656	0.181	13.130	0.519	0.364~0.740	<0.001
HDL-C	0.819	0.548	2.235	2.269	0.775~6.643	0.135
LDL-C	−0.365	0.378	0.935	0.694	0.331~1.455	0.334
Hcy	0.408	0.303	1.818	1.504	0.831~2.722	0.178
TG	0.862	0.321	7.205	2.369	1.262~4.447	0.007

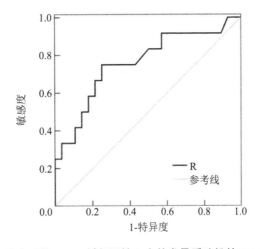

图8　风险系数（R）判断慢性心衰并发骨质疏松的ROC分析

三、讨论

慢性心衰是多种心血管疾病进展的终末阶段，有关慢性心衰与骨质疏松关系的报道逐渐增多。慢性心衰患者交感神经-儿茶酚胺系统被激活，使肾上腺素和去甲肾上腺素分泌大量增加，进而通过肾上腺素受体和瘦素抑制骨量增长，并促进破骨细胞增殖。另外，慢性心衰患者心肌细胞中ATP缺乏，进而抑制 Na^+-K^+-ATP 酶，而使 Ca^+ 进入细胞，使血钙水平降低。有报道还认为心衰患者体力活动受限，骨骼不能获得机械负荷量，进而引起废用性骨质流失。临床生信分析也说明慢性心衰与骨质疏松存在 STAT3、VEGFA、ESR1 等核心交集靶点，且 PI3K-AKT 信号通路、FoxO 信号通路、HIF-1 信号通路、MAPK 信号通路对慢性心衰与骨质疏松产生干预作用。因此，慢性心衰患者已成为骨质疏松的高危人群。

GNRI 计算简便，可重复性强，是评估患者营养状态的新型客观指标。慢性心衰患者病程长，患者多存在营养不良，这不仅会加重心肌损害，导致液体潴留，还会诱发和加重炎性反应，并激活神经-体液因子，影响骨量增加，成为骨质疏松的诱因。GNRI 以血清白蛋白、体重、身高及性别四项参数为依据，其中血清白蛋白水平能反映肠道对钙的吸收能力，进而判断骨质疏松风险。本研究还显示不同骨量水平患者的 GNRI 营养风险等级差异显著，也说明 GNRI 在预测慢性心衰患者发生骨质疏松概率中的价值。为探讨 GNRI 与骨质疏松的关系，本研究通过多因素分析进一步证实 GNRI 与骨质疏松关系密切。

另外，本研究还显示，吸烟、高脂血症及 TG 也是慢性心衰合并骨质疏松的高危因素，与既往研究一致。长期吸烟可直接破坏骨细胞分化增殖功能，而高脂血症所致的代谢紊乱可破坏骨功能，促进破骨，增加骨质疏松风险。此外，补充维生素 D 有助于促进肠钙吸收，防止骨细胞凋亡，并改善免疫功能。本研究基于上述分析，建立预测模型，结果显示基于 GNRI 建立风险预测模型的 AUC

值为 0.760，提示该模型对判断慢性心衰合并骨质疏松具有较高准确性，说明 GNRI 与骨质疏松相关，基于 GNRI 建立的预测模型对指导临床具有较高的应用价值。

综上，GNRI 与老年慢性心衰患者骨密度 T 值相关，基于 GNRI 建立的预测模型有助于判断老年慢性心衰患者合并骨质疏松的风险。

参考文献

［1］ 袁路，张巧，时立新，等．贵阳市 40 岁及以上社区居民骨质疏松性骨折的发病率及危险因素调查 ［J］．中国骨质疏松杂志，2017，23（1）：97-101．

［2］ 张薇，祝艳红．超高龄患者骨质疏松症与心血管病危险因素的相关性分析 ［J］．国际护理学杂志，2018，37（23）：3187-3192．

［3］ 卢珺．老年女性慢性绝经性骨质疏松症中西医结合治疗临床效果 ［J］．中国妇幼保健，2020，35（22）：4168-4170．

［4］ 潘汉超，马梦青，张思越，等．老年营养风险指数与老年 2 型糖尿病患者造影剂相关急性肾损伤发生的关系 ［J］．中华老年心脑血管病杂志，2020，22（3）：232-235．

［5］ 李琳，王环君，高海花，等．老年男性 2 型糖尿病患者体重及体重指数与各骨骼部位骨密度及骨质疏松症患病风险的关系 ［J］．中国医师杂志，2021，23（4）：510-515．

［6］ 柴毅，谭峰，樊巧玲．用生物信息学分析预测绝经后骨质疏松症核心基因与互作 miRNA 的研究 ［J］．中国骨质疏松杂志，2018，24（10）：1267-1272．

［7］ 宋春洋，祝淑钗，高丝娜，等．老年营养风险指数与接受根治性放化疗的老年食管癌患者的预后关系研究 ［J］．中华放射医学与防护杂志，2020，40（12）：926-931．

［8］ 周欣荣，陈清杰，赵龙，等．老年人营养风险指数预测急性 ST 段抬高型心肌梗死患者经皮冠状动脉介入治疗的预后 ［J］．中国动脉硬化杂志，2018，26（9）：906-912．

［9］ 侯利莎，葛宁，赵艳莉，等．老年营养风险指数对老年高血压住院患者发生谵妄的预测价值 ［J］．心血管病学进展，2020，41（7）：765-769．

［10］ 李雯曦，刘国顺，彭程，等．老年心力衰竭患者营养状态及其危险因素分析 ［J］．中华老年医学杂志，2020，39（2）：137-142．

作者：范佳，何晟，沈耀亮，盛越锋，常熟市第一人民医院
周文军，常熟市第三人民医院
审稿：钱骅雯，常熟市第一人民医院

［基金项目：2021 常熟市卫健委科技计划项目（编号：csws202110）；2019 常熟市卫健委科技计划项目（编号：csws201906）］

常熟地区老年"慢四病"分级诊疗与双向转诊调查分析

本文分析常熟地区医共体管理模式下老年"慢四病"分级诊疗与双向转诊情况。选择常熟市虞山街道"慢四病"人群，分析其在持续6年的医共体管理模式下（2016—2021年）分别在常熟市第一人民医院、常熟市第五人民医院、常熟市虞山街道社区卫生服务中心门急诊就诊、住院及双向转诊数据。结果显示，三级医院门急诊就诊的"慢四病"患者的年就诊量呈逐渐下降趋势，而二级医院及下属社区卫生服务站门急诊就诊的"慢四病"患者的年就诊量呈逐年上升趋势，基层首诊比例逐年升高，"慢四病"医保支出比例有向基层转移趋势。通过持续6年的医共体管理模式，"慢四病"人群逐步从三级医院转向二级医院与社区卫生服务站，反映出基于全科医学的分级诊疗模式对于科学防治"慢四病"的重要意义，这一模式有望为我国县域内开展分级诊疗提供一条可操作、可复制的经验。

一、背景

随着人口老龄化的进展，老年人因慢性病的致死率和致残率逐年升高。我国老年居民慢性病患病率前4位依次为高血压、糖尿病、脑血管病、缺血性心脏病，合称"慢四病"，是当前危害我国社区中老年居民最主要的疾病。尽管这组疾病的临床表现各异，但存在着相似的病因和发病机制，与不良生活方式和生活习惯有着密切的关联。我国高血压、糖尿病的发病率已分别达27.9%和10.4%，而心脑血管疾病的死亡率居各种疾病死亡原因的首位。"慢四病"已成为危害社区中老年居民健康最主要的公共卫生问题，科学防治"慢四病"将成为今后相当长一段时间内社区医疗卫生的重要任务。

分级诊疗是一种公认的、理想的医疗制度，是按照疾病的轻重缓急及治疗的难易程度进行分级，不同级别的医疗机构承担不同疾病的诊治，逐步实现从全科到专业化的医疗过程。分级诊疗的建立对于"慢四病"的科学防治有着重要意义，有利于合理配置医疗资源，促进卫生事业长远健康发展，保障和改善民生。2015年9月《关于推进分级诊疗制度建设的指导意见》（国办发〔2015〕70号）确定了实施分级诊疗的路径、具体做法和目标，提出到2020年要基本建立符合国情的分级诊疗制度，逐步形成"基层首诊、双向转诊、急慢分治和上下联动"的分级诊疗模式。国家卫健委统计显示，目前基层医疗卫生机构诊疗量占总诊疗量比例等重要指标仍未达到预期目标。由于缺乏完整、科学的转诊标准和程序，不同级别医疗机构依然存在功能定位不清晰、诊疗范围不明确的问题，使分级诊疗制度的推行困难重重。因此如何根据当地实际情况去做好规范化的分级诊疗工作是卫生行政部门和下属的医疗机构必须面对的重要课题，我们以老年"慢四病"这组与分级诊疗密切相关的疾病为出发点，挖掘区域内医疗联合集团的老年"慢四病"的诊疗数据，开展了为期6年的系列调查研究。

常熟市第一人民医院（三级医院）和常熟市第五人民医院（二级医院）及下属社区卫生服务站于2016年起，探索推行同一法人的医共体管理模式，开展"全科+专科"的家庭医生签约服务，通过成立家庭医生签约服务中心、开展医共体全科联合门诊、医共体全科专家下沉社区开设家庭医生工作室、社区优秀全科医生到常熟市第一人民医院和常熟市第五人民医院开设全科门诊等举措，尤其是2019年起，开始实施医共体内基于全科医学的分级诊疗模式后，区域内"慢四病"的医疗资源配置与综合分级管理出现新的变化。我们通过6年的持续追踪和数据采集，对常熟市虞山街道辖区内"慢四病"分级诊疗与双向转诊现状及存在的问题进行调查分析，为分级诊疗与基层首诊医疗制度的完善提供决策支持，为医疗资源的合理配置提供参考方向。

二、对象与方法

（一）调查对象

调查对象为2016—2021年常熟市虞山街道范围内老年"慢四病"人群就医诊疗数据，包括"慢四病"人群分别在医共体内部三级医院和下属医疗单位（包括二级医院及下属街道基层医疗机构）的年诊疗人次、首诊人数、年住院人次、门诊诊疗费用及住院费用分级使用、医疗机构之间双向转诊数据等。以上数据来自于常熟市第一人民医院医共体集团信息科和常熟市社保中心的公开数据。

（二）调查方法

通过对2016—2021年常熟市虞山街道范围内老年"慢四病"人群在不同级别的医疗机构的就诊数据（包括年诊疗人次、首诊人数、年住院人次、诊疗费用以及医疗机构之间双向转诊等医疗资源分布情况相关数据）进行调查分析，对上级医院全科专家下沉社区后的工作效果进行评估，找出影响"慢四病"分级诊疗与双向转诊的因素。

三、调查结果与分析

（一）常熟市虞山街道"慢四病"人群分级诊疗与医疗资源分布现状

根据2016—2021年常熟市第一人民医院医共体集团信息科和常熟市社保中心的公开数据，分别从医共体集团内各级医疗单位诊治"慢四病"患者的年诊疗人次、年住院人次，每年新诊断的"慢四病"病例数及其占比等方面，探讨"慢四病"相关分级诊疗和占用医疗资源分布情况，如表31所示。

表31　常熟市虞山街道"慢四病"人群分级诊疗与医疗资源分布现状

		2016年	2017年	2018年	2019年	2020年	2021年	2016—2018年均	2019—2021年均
慢四病门急诊就诊人次	三级医院	7 565	7 758	7 629	7 208	6 986	6 645	7 650.7	6 946.3
	下属医疗机构	3 704	3 603	4 057	4 623	4 959	5 243	3 788.0	4 941.7
慢四病住院人次	三级医院	1 036	1 139	1 110	1 177	1 167	1 209	1 095.0	1 184.3
	下属医疗机构	536	545	529	663	796	801	536.7	753.3
慢四病门急诊首诊人数	三级医院	941	1 038	1 052	909	819	769	1 010.3	832.3
	下属医疗机构	931	995	1 031	1 137	1 271	1 484	985.7	1 297.3
慢四病门急诊首诊占比/%	三级医院	50.3	51.1	50.5	44.4	39.2	34.1	50.6	39.1
	下属医疗机构	49.7	48.9	49.5	55.6	60.8	65.9	49.4	60.9

2019年实施医共体内基于全科医学的分级诊疗模式后，三级医院门急诊就诊的"慢四病"患者的年就诊量呈逐渐下降趋势，而二级医院及下属社区卫生服务站门急诊就诊的"慢四病"患者的年就诊量呈逐年上升趋势。"慢四病"住院患者的数量也出现了类似的变化趋势，但是考虑到三级医院和二级医院设置的床位数量以及员工数量存在较大差异，这种变化趋势不如门急诊明显。

疾病首诊占比是考察医疗机构分级诊疗效果的重要指标，在实施基于全科医学的分级诊疗模式之前，门急诊"慢四病"患者在医共体集团内三级医院与下属医疗机构的首诊占比相差不大，前3年三级医院为50.6%，下属医疗机构为49.4%，而2019年起实施的基于全科医学的分级诊疗模式则扭转了这一比例，2019—2021年在二级医院门急诊与社区卫生服务站首诊"慢四病"的患者比例反超了三级医院，在2021年时达到了预期目标值65%。

（二）"慢四病"双向转诊情况分析

由常熟市第一人民医院医共体集团信息科提供的统计数据（表32）可知，2016—2018年，基层医疗机构门急诊与住院向上转诊人次已呈逐年缓慢上升趋势，三级医院住院患者出院后向下属医疗机构转诊的向下转诊率也在增长，但总体转诊比例依然偏低。2019年实施医共体内基于全科医学的分级诊疗模式后，基层医疗机构门急诊与住院向上转诊人次的每年递增趋势较2019年以前更为明显，三级医院住院患者出院后向下属医疗机构转诊的向下转诊率也在逐年增长，双向转诊比例均明显升高。

表32　"慢四病"双向转诊情况

		2016年	2017年	2018年	2019年	2020年	2021年	2016—2018年均	2019—2021年均
转诊人次	三级医院向下级转诊	172	169	178	215	232	241	173	229.3
	下属医疗机构向上转诊	336	393	489	801	810	978	406	863
转诊率/%	三级医院向下级转诊	16.6	14.8	16.0	18.3	19.9	19.9	15.8	19.4
	下属医疗机构向上转诊	9.1	10.9	12.1	17.3	16.3	18.7	10.7	17.5

（三）"慢四病"医疗费用情况分析

常熟市社保中心的公开数据显示了"慢四病"人群门急诊均次费用与住院治疗均次费用，见表33。对于"慢四病"相关门急诊费用，2016—2018年医共体内部69.2%的费用都用在了三级医院，而下属医疗机构仅用了30.8%。实施医共体内基于全科医学的分级诊疗模式后，三级医院费用占比下降到了59.4%，下属医疗机构费用占比上升到了40.6%，而且按照年度细分，每年的年增长率也呈现下降趋势。在"慢四病"相关住院治疗费用方面，2016—2018年医共体内部72.3%的费用都用在了三级医院，而下属医疗机构仅用了27.7%。实施基于全科医学的分级诊疗模式后的3年内，三级医院费用占比降至66.3%，基层医疗机构费用占比上升到了33.7%。这些数据充分体现了基于全科医学的分级诊疗模式正在改变慢性病诊疗占用三级医院较多医疗资源的情况。

表33　"慢四病"医疗费用情况分析

		2016年	2017年	2018年	2019年	2020年	2021年	2016—2018年均	占比	2019—2021年均	占比
"慢四病"人群门急诊均次费用/元	三级医院	93.5	98.9	97.4	100.5	102.6	101.3	96.6	—	101.5	—
	下属医疗机构	85.6	87.9	86.5	91.4	96.6	104.2	86.7	—	97.4	—
"慢四病"住院均次费用/元	三级医院	4 753.3	5 121.3	5 013.6	5 097.9	5 300.8	5 283.0	4 962.7	—	5 227.2	—
	下属医疗机构	3 824.4	3 980.0	3 859.0	4 144.9	4 155.3	4 245.1	3 887.8	—	4 181.8	—
"慢四病"人群门急诊年总费用/万元	三级医院	70.7	76.7	74.3	72.4	71.6	67.3	73.9	69.2%	70.5	59.4%
	下属医疗机构	31.7	31.7	35.1	42.3	47.9	54.6	32.8	30.8%	48.1	40.6%
"慢四病"住院总费用/万元	三级医院	492.4	583.3	556.5	600.0	618.6	638.7	543.4	72.3%	619.1	66.3%
	下属医疗机构	205.0	216.9	204.1	274.8	330.8	340.0	160.5	27.7%	242.3	33.7%

（四）医共体内双向转诊模式对学科建设的促进作用

2016年，医共体集团成立之初，由于客观条件限制，三级医院仅能派出一位全科专家下沉基层，每周花费半天时间用于门诊和病房工作的指导，工作时间和工作量都十分有限。但随着医共体集团的发展，卫健委与医共体集团领导的重视，尤其是 2019 年起实施医共体内基于全科医学的分级诊疗模式后，数位全科专家同时下沉基层，实现了业务量的迅速增加和下属医疗机构医疗水平的全面提升。如表 34 所示，在医疗业务开展的同时，全科专家指导基层医疗单位全科住院医师的各方面工作，保证了规范化培训任务的完成和人才梯队的建设。

表 34　医共体内双向转诊模式对学科建设的促进作用

	2016 年	2017 年	2018 年	2019 年	2020 年	2021 年	2016—2018 年均	2019—2021 年均
全科专家下沉基层年工作日数/日	26	52	78	130	156	156	52.0	147.3
全科专家下沉基层工作年处方量/张	334	555	724	1 280	1 457	1 552	537.7	1 429.7
协助基层单位全科住院医师规范化培训人数/例	6	5	6	10	9	12	5.7	10.3
基层单位全科住院医师规范化培训考试通过率/%	83.3	80	100	100	100	100	88.2	100

四、讨论

（一）完善分级诊疗制度，明确功能定位

我国老年居民慢性病的特点决定了分级诊疗制度对慢性病诊疗的重大价值，更加需要建立并优化双向转诊制度，从政策层面做好规范分级诊疗的顶层设计，引导患者合理就医，提高医疗资源配置效率。常熟市作为苏南地区较发达的县级市，已经建立起三大区域医共体集团，明确了集团内各级医疗机构的功能定位，使之各司其职。其中，三级医院作为区域医学中心，承担了急危重患者和疑难患者的救治工作，主要提供住院、急诊和转诊服务。医共体内下属医疗机构中，二级医院主要负责辖区内常见病、多发病的诊治，并承接三级医院下转的康复期患者；而基层社区卫生服务站以实现公共卫生及保健功能为主，促进和维护社区居民健康是其主要职责，两者共同构成了老年居民慢性病防治的第一道防线，完善的分级诊疗制度将极大地增强其综合医疗服务能力。

（二）加大对基层医疗单位投入

近年来，常熟市卫健委针对当地各级医疗机构发展不均衡，医疗资源配置偏向三级医院，基层医疗卫生机构医疗服务能力较弱的现状，按照深化医药卫生体制改革的要求，从政策面到具体的人、财、物，持续加大基层医疗机构的专项投入，涵盖人力资源、基础设施、诊疗设备等各个方面。这一系列措施极大地提高了基层医疗机构的服务能力，改善了患者的就医环境，将大量三级医院就医人群，尤其是以"慢四病"为代表的老年人群，转移到了基层医疗机构，促进了基层首诊、分级诊疗的实施。由此可见，合理地加大对基层医疗单位投入，是分级诊疗制度规范化过程中的关键措施之一。

（三）改善医疗资源分级配置，引导分级就诊

随着人们生活水平的提高以及对生命健康的重视，大众希望享有高端的医疗资源。虽然目前已经构建了全面的医疗保险体系，患者看病有了更多的选择，不同级别医疗机构的报销比例差距逐步缩小，一定程度上也缓解了老百姓"看病难、看病贵"的问题，但医疗保险支付制度对医疗需求的影响仍然很大，在分级诊疗推进过程中，如何利用医疗保险支付差异，特别是门诊服务的报销差异，引导患者到社区首诊，是一个需要解决的问题。

五、总结

通过持续 6 年的医共体管理模式，尤其是最近 3 年实施了基于全科医学的分级诊疗模式后，"慢四病"患者的诊疗逐步从三级医院转向二级医院与社区卫生服务站，"慢四病"患者在基层医疗机构的首诊比例逐步增高，反映出基于全科医学的分级诊疗模式对于科学防治"慢四病"的重要意义，也是深化医药卫生体制改革的重要环节，能够促进医疗卫生资源的高效利用。

现阶段常熟市范围内的公立医疗机构在卫健委的指导下，已经全部纳入医共体管理制度中，并在实践中不断完善分级诊疗与双向转诊制度。在县域医共体框架下，探索、研究基于全科医学的分级诊疗流程和模式，通过全科医学学科的纵向建设、核心医院全科医学专家下沉社区、加强全科医生诊疗能力建设、培养合格全科医生等途径，逐步建立基于全科医学的分级诊疗模式，实现对"慢四病"的综合有效分级管理。从全科医学的角度来破解目前分级诊疗困境，促进卫生事业长远健康发展，保障和改善民生，减少医保经费的支出。这一模式有望为我国县域内开展分级诊疗提供一条可操作、可复制的经验。

参考文献

[1] 王丽敏，陈志华，张梅，等. 中国老年人群慢性病患病状况和疾病负担研究 [J]. 中华流行病学杂志，2019，40（3）：277-283.

[2] 中国高血压防治指南（2018 年修订版）[J]. 中国心血管杂志，2019，24（1）：24-56.

[3] 中国 2 型糖尿病防治指南（2017 年版）[J]. 中国实用内科杂志，2018，38（4）：292-344.

[4] 陈伟伟，隋辉，马丽媛. 中国心脑血管病流行现况及防治进展 [J]. 心脑血管病防治，2016，16（2）：79-83.

[5] 王莹. 全科医生在社区慢病控制三级预防体系中的作用和优势 [J]. 中国卫生产业，2019，16（32）：63-65.

[6] 国务院办公厅关于推进分级诊疗制度建设的指导意见 [J]. 中国乡村医药，2015，22（20）：86-88.

[7] 沈晓初. 上海市构建分级诊疗制度的改革与探索 [J]. 中国卫生资源，2016，19（1）：1-3.

[8] 朱文华，方力争. 医疗服务联合供给模式下的全科医学分级诊疗探索 [J]. 中华医院管理杂志，2018，34（3）：181-184.

作者：何晟，范佳，常熟市第一人民医院
周文军，常熟市第三人民医院
审稿：沈耀亮，常熟市第一人民医院

[基金项目：常熟市卫健委科技计划项目（csws201906、202031、202110）]

"专科-全科"一体化联合管理在老年非瓣膜性房颤合并心衰患者中的应用

本文探讨"专科-全科"一体化联合管理模式对非瓣膜性房颤（non-valvular atrial fibrillation，NVAF）合并非左心室射血分数保留心衰（heart failure with preserved ejection fraction，HFpEF）患者的疗效。选取 2019 年 12 月至 2021 年 12 月期间在苏州大学附属苏州九院心内科门诊或住院明确诊断为 NVAF 且合并非 HFpEF 患者 184 例，其中，心内科传统诊疗与随访模式下的心衰患者（141例）纳入规范化组，心内科专科传统模式联合社区全科医师团队进行一体化联合管理的心衰患者（43 例）纳入一体化组。运用倾向评分匹配（propensity score matching，PSM）分析方法，将 2 组患者的性别、年龄、吸烟、2 型糖尿病、高脂血症、高血压病、冠心病、慢性阻塞性肺疾病、左心室射血分数（left ventricular ejection fraction，LVEF）以及标准化药物（抗凝药、ARNI/ACEI/ARB 类药物、β 受体阻滞剂、利尿剂、螺内酯、地高辛）使用情况按照 1：1 进行倾向性评分匹配，进而比较 2 组疗效。结果显示，倾向性评分匹配成功 41 对病例，PSM 后，较规范化组相比，一体化组在 6 分钟步行试验（6 minute walking test，6MWT）、NT-proBNP、不规则停药、明尼苏达心功能不全生命质量量表（minnesota living with heart failure questionnaire，MLHFQ）评分、多次心衰再入院率、1 年主要心血管不良事件（major adverse cardiovascular events，MACE）方面明显改善；两组患者在心室率、LVEF 值、器械治疗（ICD、CRT、CRT-D、射频消融、左心耳封堵）方面无明显差异。心血管专科联合社区全科医师团队，对老年 NVAF 合并非 HFpEF 患者进行一体化联合管理，在提高患者依从性、改善患者生活质量的同时，可以明显降低患者因心衰住院的次数以及 MACE 事件的发生。

得益于经济和社会的快速发展，我国居民生活水平和医疗条件显著提升，人均寿命不断增长，人口老龄化程度日益加剧。随着生活方式的改变，个人健康管理意识的差异，我国居民的疾病谱也发生变化，其中心血管疾病（cardiovascular disease，CVD）、脑卒中（stroke）、肿瘤、慢性阻塞性肺疾病（chronic obstructive pulmoriary disease，COPD）、2 型糖尿病（diabetes mellitus type 2，T2DM）等慢性非传染性疾病已成为我国居民的主要健康问题，其中心血管疾病跃居我国居民主要疾病死因构成比首位。这些既是经济问题、医疗问题，更是严峻的社会问题。心房颤动（atrial fibrillation，AF）简称房颤，其发病率与年龄相关，尤其在老年人群中发病率明显升高。早年数据显示我国 65 岁人群的房颤发病率约 5%，而 80 岁以上老年人的发病率高达 9%；新近的国家慢性病和非传染性疾病防治中心报告估算我国 2019 年有 790 万人罹患房颤，而国家心血管病中心新近数据推算我国 2020 年有 487 万人罹患房颤，两组数据虽有所出入，但均提示房颤基数庞大。房颤不仅会降低患者的生活质量、加重家庭医疗支出，还会导致包括心力衰竭、血栓栓塞（脑卒中、急性心肌梗死）甚至猝死在内的一系列严重并发症的发生。对房颤进行规范的、系统的、全程的、持续的综合管理，可以有效降低心衰以及心脑血管事件的发生，有益于患者生活质量的改善和寿命的延长，为"健康中国 2030"做贡献。本研究基于 PSM 方法，最大限度地均衡两组混杂因素，起到"事后随机化"的作用，旨在为 NVAF 合并非 HFpEF 患者进行"专科-全科"一体化联合管理提供更多的理论依据。

一、资料与方法

（一）研究对象

收集 2019 年 12 月至 2021 年 12 月期间在苏州大学附属苏州九院心内科门诊或住院明确诊断为

NVAF 合并非 HFpEF（LVEF<50%）的患者 213 例。

纳入标准：① 心电图或者 24 小时动态心电图确诊的房颤；② 心超提示 LVEF<50%；③ 年龄大于 60 岁。

排除标准：① 二尖瓣中、重度狭窄，机械瓣置换术后；② 合并有脑卒中（脑出血、脑梗死）病史；③ 合并有慢性肾脏病（chronic kidney disease，CKD）病史；④ 合并有肿瘤病史；⑤ 合并有深静脉血栓病史；⑥ 患者或家属无法或不愿意配合社区随访和建议。

其中符合要求的共计 201 例，另外有 17 例因失访而被排除，最终入选病例为 184 例。

（二）方法

将心内科传统诊疗与随访模式下的心衰患者纳入规范化组，共有 141 例，参照 2016 ESC、2017 年 ACC/AHA/HFSA 以及 2018 中国心衰指南规范化应用 ARNI/ACEI/ARB 类药物、β 受体阻滞剂、利尿剂、螺内酯、地高辛等药物治疗，并按需推荐植入型心律转复除颤器（ICD）、心脏再同步化治疗（CRT）、心脏再同步化治疗除颤器（CRT-D）、射频消融和左心耳封堵等器械治疗；参照 2016 ESC/EACTS 房颤指南优先推荐使用新型口服抗凝药进行抗凝治疗；同时采取电话回访、门诊随诊、微信群进行互联网远程宣教及干预等综合管理，随访时间为一年。将心内科专科传统模式联合社区全科医师团队进行一体化联合管理的心衰患者纳入一体化组，共有 43 例，在规范化治疗的基础上，心血管专科医师与社区全科医师团队上下联动，形成一体化联合管理模式；全科医师、护士利用社区慢病网格化管理优势，对辖区内房颤合并心衰的患者进行健康宣教，鼓励并协助患者自我管理和家庭管理；并对血压、心室率及节律、INR、体重、下肢水肿、活动耐量等记录汇总，按心内科专科指导意见及时调整用药方案，如权衡出血风险调整抗凝策略、滴定药物至目标靶剂量或最大耐受剂量等。两组心衰患者采用 1:1 最近邻匹配法，进行 PSM，匹配容差设置为 0.02，匹配变量为性别、年龄、吸烟、2 型糖尿病、高脂血症、高血压病、冠心病、COPD、LVEF 以及标准化药物使用情况。对于匹配成功的 41 对病例，详细采集患者是否不规则停药，以及其心室率、6MWT、LVEF、NT-proBNP、器械治疗、MLHFQ 评分、多次心衰再入院率和 MACE 事件等；其中同一患者 1 年中因心衰住院≥2 次，记为多次心衰再入院。

（三）统计分析

数据采用 SPSS 26.0 软件进行统计处理。计量资料以（均数±标准差）（$\bar{x}\pm s$）表示，符合正态分布，组间比较采用 t 检验；NT-proBNP 为偏态分布，取对数值使其呈正态分布。计数资料用百分率表示，组间比较采用 χ^2 检验。多因素分析采用 Logistic 多因素回归。PSM 采用 SPSS 软件进行。以 $P<0.05$ 表示该差异具有统计学意义。

二、结果

PSM 前，对两组患者在性别、年龄、是否吸烟，以及有无糖尿病、高脂血症、高血压病、冠心病、COPD，LVEF<40% 占比和药物治疗等各方面进行比较，其中，年龄、是否吸烟、高脂血症、高血压病、COPD 以及利尿剂的使用等方面的差异具有统计学意义（$P<0.05$）（表 35）。

表 35 PSM 前两组患者的基线资料比较

项目	PSM 前		χ^2/t	P
	规范化组（$n=141$）	一体化组（$n=43$）		
男性/［例（%）］	82（58.16）	23（53.49）	0.293	0.588
年龄/岁	68.40±3.87	72.73±5.25	−5.01*	0.000
吸烟/［例（%）］	28（19.86）	3（6.98）	3.903	0.048
糖尿病/［例（%）］	23（16.31）	5（11.63）	0.560	0.454
高脂血症/［例（%）］	41（29.08）	6（13.95）	3.963	0.047

（续表）

项目	PSM 前		χ^2/t	P
	规范化组（$n=141$）	一体化组（$n=43$）		
高血压病/［例（%）］	49（34.75）	8（18.60）	4.018	0.045
冠心病/［例（%）］	19（13.48）	5（11.63）	0.099	0.753
COPD/［例（%）］	24（17.02）	2（4.65）	4.155	0.041
LVEF<40%/［例（%）］	110（78.01）	33（76.74）	0.031	0.861
抗凝药/［例（%）］	124（87.94）	36（83.72）	0.518	0.472
ARNI/ACEI/ARB/［例（%）］	124（87.94）	38（88.37）	0.006	0.940
β受体阻滞剂/［例（%）］	119（84.40）	35（81.40）	0.218	0.641
利尿剂/［例（%）］	53（37.59）	9（20.93）	4.093	0.043
螺内酯/［例（%）］	29（20.57）	8（18.60）	0.079	0.779
地高辛/［例（%）］	25（17.73）	6（13.95）	0.336	0.562

注：* 为 t 值。

PSM 后，两组患者在性别、年龄、是否吸烟，以及有无糖尿病、高脂血症、高血压病、冠心病、COPD，LVEF<40%占比和药物治疗等各方面的差异无统计学意义（$P>0.05$）（表36）。

表36 PSM 后两组患者的基线资料比较

项目	PSM 后		χ^2/t	P
	规范化组（$n=41$）	一体化组（$n=41$）		
男性/［例（%）］	22（53.66）	19（46.34）	0.439	0.508
年龄/岁	68.61±3.78	68.59±4.28	0.027*	0.978
吸烟/［例（%）］	3（7.31）	2（4.88）	0.213	0.644
糖尿病/［例（%）］	5（12.20）	7（17.07）	0.390	0.532
高脂血症/［例（%）］	6（14.63）	7（17.07）	0.091	0.762
高血压病/［例（%）］	8（19.51）	6（14.63）	0.345	0.557
冠心病/［例（%）］	5（12.20）	2（48.78）	1.406	0.236
COPD/［例（%）］	2（48.78）	2（48.78）	0.000	1.000
LVEF<40%/［例（%）］	31（75.61）	31（75.61）	0.000	1.000
抗凝药/［例（%）］	35（85.37）	35（85.37）	0.000	1.000
ARNI/ACEI/ARB/［例（%）］	36（87.80）	36（87.80）	0.000	1.000
β受体阻滞剂/［例（%）］	33（80.49）	33（80.49）	0.000	1.000
利尿剂/［例（%）］	9（21.95）	12（29.27）	0.576	0.448
螺内酯/［例（%）］	8（19.51）	10（24.39）	0.285	0.594
地高辛/［例（%）］	6（14.63）	8（19.51）	0.345	0.557

注：* 为 t 值。

PSM 后成功匹配41对患者，随访1年时间，观察两组患者在心室率、不规则停药、6MWT、MLHFQ、LVEF、NT-proBNP、器械治疗、多次心衰住院以及1年 MACE 等方面的差异，结果显示与规范化组相比，一体化组在6MWT、NT-proBNP、不规则停药、MLHFQ 评分、多次心衰再入院率、MACE 方面明显改善（$P<0.05$）；两组患者在心室率、LVEF 值、器械治疗方面无明显差异（$P>0.05$）（表37）。

表 37　PSM 后两组患者观察结果比较

项目	规范化组（41 例）	一体化组（41 例）	t/X^2	P
心室率/（次/分）	77.54±9.42	75.90±7.57	-0.866*	0.389
不规则停药/［例（%）］	7（17.07）	1（2.44）	4.986	0.026
6MWT/m	443.15±66.68	482.34±74.13	2.517*	0.014
MLHFQ/分	55.39±19.62	44.44±13.69	-2.931*	0.004
LVEF/%	41.68±3.14	43.22±4.40	1.819*	0.073
log-NT-proBNP	2.72±0.30	2.57±0.33	-2.08*	0.041
器械治疗/［例（%）］	3（7.32）	4（9.76）	0.156	0.693
多次心衰住院/［例（%）］	14（34.15）	6（14.63）	4.232	0.040
1 年 MACE/［例（%）］	6（14.63）	1（2.44）	3.905	0.048

注：*为 t 值。

三、讨论

心房颤动是临床上最常见的持续性心律失常，其确切的发病机制目前尚不明确，通常认为是由一种或多种危险因素共同作用所致。随着人口老龄化加剧、生活方式改变、危险因素暴露，房颤患病率不断攀升，给家庭和社会带来了沉重的医疗与公共卫生负担。随着房颤的发生发展，往往会导致心脏的收缩功能和舒张功能障碍，进而导致心力衰竭的出现。房颤与心衰密切相关，两者之间相互作用，房颤促进心衰进一步加重和恶化，心衰又促进房颤的进展，使得房颤具有很高的致残率和致死率，尤其在老年患者中更是越发常见。随着社区老年人健康体检、基层医院 24 小时动态心电图普及，以及穿戴设备应用，房颤的检出率进一步提高，很多无症状房颤被检出。

研究发现，尽早地干预房颤的心血管和（或）非心血管危险因素，控制心室率和（或）转复及维持窦性心律，对高缺血风险房颤患者予口服抗凝药治疗（华法林/NOACs），对高缺血风险合并高出血风险的房颤患者优先选择经皮左心耳封堵术，这些均可以有效降低和延缓卒中和心衰的反复发作。研究还发现，房颤合并心衰患者行导管消融术比抗心律失常药物（AADs）维持窦性心律更为有效且副作用更小，且能降低射血分数降低的心衰患者的死亡率和住院率。心脏再同步治疗（CRT/CRT-D）和房室交界处消融术可减轻永久性房颤患者的症状，并改善其生活质量和心脏功能。随着钠-葡萄糖共转运蛋白 2（SGLT2）抑制剂的应用，可以显著降低心衰住院或心血管死亡复合终点。另外新药可溶性鸟苷酸环化酶（sGC）刺激剂（维立西呱）被推荐用于已使用规范化药物治疗的高风险非 HFpEF 以及心衰加重的患者，用以进一步降低非 HFpEF 患者住院次数和心血管死亡风险，有望为房颤合并非 HFpEF 的药物治疗带来新的局面。

著名的 RE-LY 研究显示，在抗凝治疗率达到 54% 的前提下，患者的病死率仍然较高，其中脑卒中死亡仅占 8%，而心力衰竭死亡高达 30%，因此预防心力衰竭导致的死亡应该作为治疗房颤的优先目标。另外研究还显示，对高血压病、糖尿病、心力衰竭、心脏瓣膜疾病、冠心病等的早期诊断和规范化治疗，以及对吸烟、饮酒、肥胖等心血管危险因素有效干预，在控制房颤和房颤并发症的进展方面发挥着重要的作用。因此，房颤的管理应该是包括预防、诊断、治疗（药物、器械）、延续护理、门诊随访、自我（家庭）管理、社区管理在内的系统的、规范的、持续的综合管理，甚至根据患者不同的危险因素、合并症以及并发症制订个性化的管理策略，以期全方位地提高房颤立体管理水平。

随着互联网、智能手机和视讯软件的飞速发展，使得线上会议、"医-医、医-患"互动、远程随访、个性化推送等成为可能。笔者团队依托房颤中心和心衰中心的建设，通过"线上+线下"培训模式对辖区基层全科医师及其团队进行包括房颤、心衰在内的同质化培训，利用社区网格化慢病管理优势，尝试对 NVAF 合并非 HFpEF 患者开展"专科-全科"一体化联合管理，进而探索对老年房颤合并心衰患者的切实可行且行之有效的管理方法。本研究结果显示，与规范化组相比，一体化组明显提高了患者的依从性，无论是 6MWT、NT-proBNP，还是不规则停药、MLHFQ 评分、多次心衰再入院率以及 1 年 MACE 事件等都取得了明显的改善。另外，两组患者器械治疗方面虽无明显差异，但一体化组患者器械治疗的意愿似乎更强烈，推测可能与全科医师团队的宣教密切相关，利用信息的"二级传播"强化了患者器械治疗的信心和决心。随着利伐沙班、达比加群进入集采，以及沙库巴曲缬沙坦（诺欣妥）大幅降价，患者的经济负担进一步下降，依从性会更高，也为房颤合并心衰的一体化管理提供新的契机。

综上所述，对老年 NVAF 合并非 HFpEF 患者施行"专科-全科"一体化联合管理，可以有效提升房颤患者的综合管理水平，明显改善患者的生活质量以及近、远期预后。并且这一模式可复制性强，利于推广，有望为房颤合并心衰患者在传统规范化治疗的基础上带来更大的获益。本研究采用了倾向性评分匹配的方法，进行了"事后随机化"，最大程度减少了混杂因素对研究结果的干扰，有效地减少了回顾性分析数据的偏倚，但不足的是该研究为单中心研究，样本量偏少，随访观察时间略短。此外，该研究中器械治疗病例数较少，尤其是左心耳封堵治疗，因此本文器械治疗占比的参照意义较小。

参考文献

[1] WANG Y J, LI Z X, GU H Q. China Stroke Statistics：an update on the 2019 report from the National Center for Healthcare Quality Management in Neurological Diseases, China National Clinical Research Center for Neurological Diseases, the Chinese Stroke Association, National Center for Chronic and Non-communicable Disease Control and Prevention, Chinese Center for Disease Control and Prevention and Institute for Global Neuroscience and Stroke Collaborations[J].Stroke Vasc Neurol, 2022,7(5):415-450.

[2] 胡盛寿. 中国心血管健康与疾病报告 2020 概要 [J]. 中国循环杂志, 2021, 36 (6)：25.

[3] 陶然，叶茂，陈庆兴，等. 沉默性心房颤动诊疗进展 [J]. 上海医学, 2021, 44 (12)：5.

[4] CAMM A J, NACCARELLI G V, MITTAL S, et al. The Increasing Role of Rhythm Control in Patients With Atrial Fibrillation：JACC State-of-the-Art Review[J].J Am Coll Cardiol, 2022,79(19):1932-48.

[5] LEE M Y, HAN S, BANG O Y, et al. Drug Utilization Pattern of Oral Anticoagulants in Patients with Atrial Fibrillation：A Nationwide Population-Based Study in Korea[J].Adv Ther, 2022,39(7):3112-3130.

[6] LAN B, CHENG G, BAI Y, et al. Efficacy and Safety of Left Atrial Appendage Occlusion in Mild Mitral Stenosis Patients with High Bleeding Risk[J].Int Heart J, 2022,63(3):492-7.

[7] PACKER D L, PICCINI J P, MONAHAN K H, et al. Ablation Versus Drug Therapy for Atrial Fibrillation in Heart Failure：Results From the CABANA Trial[J].Circulation, 2021,143(14):1377-90.

[8] GENCHER J A, HAWKINS N M, DEYELL M W, et al. Management of Atrial Tachyarrhythmias in Heart Failure-an Interventionalist's Point of View[J].Current heart failure reports, 2022,19(3):126-135.

[9] BLAIR H A. Dapagliflozin：A Review in Symptomatic Heart Failure with Reduced Ejection Fraction[J].American journal of cardiovascular drugs：drugs, devices, and other interventions, 2021,21(6):701-10.

[10] HEIDENREICH P A, BOZKURT B, AGUILAR D, et al. 2022 AHA/ACC/HFSA Guideline for the Management of Heart Failure：A Report of the American College of Cardiology/American Heart Association Joint Committee on Clinical Practice Guidelines[J].J Am Coll Cardiol, 2022,79(17):e263-e421.

作者：王志明，陈卫海，吴雁鸣，叶福龙，尤华，苏州大学附属苏州九院
孙勤，苏州市高新区横塘人民医院
黄岳青，苏州市立医院
马庆华，苏州市相城区第三人民医院
审稿：黄敏，苏州市立医院

[基金项目：江苏省医院协会医院管理创新研究课题（JSYGY-3-2020-109）；江苏基层卫生发展与全科医学教育研究中心重点项目（2021A01）；苏州市科技发展计划（SYSD2019209）；苏州市科教兴卫青年科技项目（KJXW2019033）]

分析医联体模式下社区处方点评效果和对基层用药的指导意义

本文评价近年来医联体模式下苏州市姑苏区某社区卫生服务中心处方点评取得的效果，旨在促进处方点评工作的不断完善，切实提高基层处方质量和指导合理用药。随机抽取该社区卫生服务中心 2018 年、2019 年门诊处方，每月 100 张，共计 2 400 张，并进行合理性点评，填写《处方点评工作表》以及对点评结果进行对比分析。相比 2018 年，2019 年社区卫生服务中心合理处方率上升了 6%，抗菌药物使用率下降了 5%，注射剂使用率下降了 2%，平均每张处方的金额降低了 5.26 元。不规范处方与不适宜处方率分别下降了 1.17% 和 4.83%。医联体模式下社区卫生服务中心近年处方点评工作取得良好效果。全科医师和药师共同参与点评、医院药学专家的指导、点评意见反馈、点评结果与绩效考核关联等干预措施对处方点评的顺利进行起到重要作用。该社区卫生服务中心将继续推进处方点评工作，提升基层合理用药水平。

随着医药卫生体制改革的不断深化，姑苏区推进区域医疗联合体系（简称"医联体"）建设，整合医疗资源，加强社区卫生服务机构能力建设。规范的处方点评是提高处方质量、促进合理用药、保障医疗安全的关键一环。2018 年，姑苏区各社区卫生服务中心执行新一轮药品集中采购政策，探索处方点评工作，规范了处方的书写。2019 年，在医联体药学专家的指导下，医疗部门加大对处方"用药适宜性"点评的力度。本文对姑苏区某社区卫生服务中心 2018 年、2019 年处方点评情况进行对比、分析，评价医联体模式下社区卫生服务机构处方点评工作取得的效果，探讨其对基层用药的指导意义，为完善处方点评积累经验。

一、资料与方法

（一）资料来源

随机抽取姑苏区某社区卫生服务中心 2018 年、2019 年门诊处方，每月 100 张，共计 2 400 张，中药饮片处方除外。

（二）点评方法和评价标准

处方按照《医院处方点评管理规范（试行）》后附的《处方点评工作表》将点评项目逐项登记在表中。结合《社区门诊诊疗指南（2013 年版）》《国家基本药物临床应用指南（2012 年版）》《国家基本药物处方集（2012 年版）》《新编药物学（第 18 版）》《江苏省抗菌药物临床应用分级管理目录》及药品说明书、治疗指南等，对处方进行合理性点评，记录存在的问题。

（三）统计学处理

运用 Excel 软件和 SPSS 20 软件对数据进行录入和统计分析，其中计量资料组间比较采用 t 检验，计数资料组间比较采用 X^2 检验，$P<0.05$ 为差异有统计学意义。

二、结果

（一）2018 年、2019 年处方点评各项目统计结果对比

相比 2018 年，2019 年中心合理处方率上升了 6%。抗菌药使用下降了 5%，注射剂使用下降了 2%，平均每张处方的金额降低了 5.26 元。见表 38。

表 38　2018 年、2019 年处方点评各项目统计结果对比

项目	2018 年	2019 年
平均每张处方用药品种数/种	2.24	1.94
抗菌药使用百分率/%	17	12
注射剂使用百分率/%	4	2
基本药物占处方用药的百分率/%	100	71
平均每张处方金额/元	120.03	114.77*
合理处方百分率/%	86	92

注：*为与 2018 年相比，$P<0.05$。

（二）2018 年、2019 年不合理处方原因对比

2018 年、2019 年随机抽取的处方中，均存在不规范处方和不适宜处方。各种不合理情况的处方数及其占所查处方比例的对比结果见表 39、表 40。

表 39　2018 年、2019 年不规范处方情况及统计结果对比

不规范处方情况	2018 年		2019 年	
	处方/张	占所查处方比例	处方/张	占所查处方比例
单人值班调剂未执行双签名规定	2	0.17	2	0.17
未使用药品规范名称开具处方	5	0.42	2	0.17
药品的剂量、规格、数量、单位等书写不规范或不清楚	7	0.58	3	0.25
处方修改未签名并注明修改日期，或药品超剂量使用未注明原因和再次签名	4	0.33	2	0.17
开具处方未写临床诊断或临床诊断书写不全	16	1.33	11	0.92
合计	34	2.83	20	1.67

表 40　2018 年、2019 年不适宜处方情况及统计结果对比

不适宜处方情况	2018 年		2019 年	
	处方/张	占所查处方比例	处方/张	占所查处方比例
适应证不适宜	21	1.75	9	0.75*
遴选的药品不适宜	32	2.67	16	1.33*
用法、用量不适宜	53	4.42	32	2.67*
联合用药不适宜	22	1.83	14	1.17*
重复给药	6	0.50	5	0.42
合计	134	11.17	76	6.33#

注：*为与 2018 年相比，$P<0.05$；#为与 2018 年相比，$P<0.01$。

三、讨论

处方是医疗服务活动中具有法律效力的重要医疗文书，其质量直接关系到患者的健康与生命安

全。高质量的处方点评可以防范潜在的用药失误，降低医疗风险。同时，处方点评也是药师了解临床用药情况并及时进行药学干预，提高药物治疗安全性、有效性和经济性，改善医患关系的重要手段。2019 年，社区卫生服务中心充分发挥三级医院药学部门专业技术优势及带头作用，邀请药学专家每月下基层进行专项工作指导。社区卫生服务中心处方的点评由医疗部门和药学部门共同实施，不合理处方信息每月反馈给全科医师，并沟通存在的问题。处方点评结果纳入相关科室及其工作人员的绩效考核指标。

（一）处方点评基本项目情况分析

根据统计结果，中心 2018 年、2019 年门诊处方平均用药品种数均符合《处方管理办法》中"每张处方不得超过 5 种药品"的要求。社区卫生服务中心主要承担辖区基本医疗服务，门诊患者以老年人居多，病种以高血压、糖尿病等慢性病以及呼吸道感染等常见多发病为主，故处方用药结构亦相对简单和固定，与其他市多家社区卫生服务中心处方平均用药品种数相近。新版基药目录出台后，部分原先属于江苏省基药的药品被归为非基药，这是 2019 年中心基药使用率下降的主要原因。2019 年平均每张处方金额较 2018 年有所下降，不仅低于辖区三级医院的 50%，与其他市社区卫生服务中心相比也处于偏低水平，这从侧面反映出广大民众对基药从认识到认可的过程，应继续加大对基药制度的宣传，优先使用基药，使百姓得到真正实惠。

（二）抗菌药、注射剂使用情况分析

2019 年，社区卫生服务中心抗菌药物的使用百分率较 2018 年下降，达到国家卫健委规定的"门诊患者抗菌药物处方比例不超过 20%"的规定，远低于其他地区基层医疗机构使用比例。这与社区卫生服务中心加强抗菌药物临床应用管理有关。社区卫生服务中心 2018 年、2019 年注射剂使用百分率均未超过 5%，文献报道邻近城市社区卫生中心近年注射剂使用百分率为 7%，可见本中心的注射剂使用率较低。注射药物直接进入血液，往往作用显著，但治疗成本、不良反应的发生率和严重程度要高于其他给药途径，故要继续加强对注射剂使用的管理，减少非必要的静脉用药。

（三）处方合理性分析

处方不合理主要有不规范和用药不适宜，2019 年社区卫生服务中心不合理处方的比例下降。

1. 处方的规范性

2019 年社区卫生服务中心不规范处方的数量略有下降，但与 2018 年的差异不具有统计学意义。这可能是由于社区卫生服务中心较早开始探索处方点评，对促进处方的规范性起到了较大的作用。加之姑苏区卫生信息化发展，药品信息得到维护，处方有了固定模板，减少了许多处方书写问题，降低了医师、药师的职业风险。点评发现的不规范处方主要是药品的剂量、数量等书写不规范或不清楚以及诊断书写不全，偶尔存在未使用药品规范名称开具处方和漏签名等情况。上述情况的产生主要是由于药品信息维护不完善，虽发生不多，但仍会影响药师对处方合理性的及时判断。

2. 处方的用药适宜性

处方的用药适宜性点评对临床用药具有重要指导意义，也是医联体药学专家指导的重点。2019 年用药适宜性不合理处方占所查处方的百分率较 2018 年下降，差异显著，但仍是不合理处方的主要原因。

（1）用法、用量不适宜：用法、用量不适宜处方在不适宜处方中占比最多。2019 年用法、用量不适宜处方百分率下降明显，与 2018 年相比差异具有统计学意义。例如，头孢菌素类抗生素半衰期短，其杀菌效力与其维持有效血药浓度的时间成正比，增大剂量一次使用无法满足抗菌需求，反而容易引起耐药菌的生长。但是一些患者服药依从性低，不便或不愿意一天内多次来中心接受静脉滴注治疗。又如一些长效或缓控释药品每日使用次数过多或仍按照普通制剂的用法使用，无形中增加了用药风险和治疗费用。这提示点评小组应加强对医务人员和患者的用药指导。

（2）适应证不适宜：2019 年中心适应证不适宜处方的百分率较 2018 年下降，差异有统计学意义。有个例子让社区医师、药师深感受用。一位患者诊断为糖耐量减低，全科医师为其开具的处方药品是格列齐特片。三级医院药师点评提出格列齐特是常用降糖药，但它的药理作用是促进胰岛素分泌，作用时间持续 10~20 小时，用于该患者可能导致空腹血糖过低，造成血糖控制不理想，建议改用阿卡波糖。

（3）遴选的药品不适宜：2019 年遴选药品不适宜处方的百分率与 2018 年相比下降。这类不适宜处方比较多见的是抗菌药物的选择起点过高，如诊断为急性细菌性上呼吸道感染而选择三代头孢菌素。点评小组建议根据流行病学和经验，选择口服一代或二代头孢菌素、大环内酯类药物。药学专家还提醒遴选药品要特别注意药品适用人群、剂型、过敏史乃至用药经济性等。

（4）联合用药不适宜：点评过程中发现一处方，某中年男性患者，诊断为高血压病、上呼吸道感染，处方中有双黄连颗粒和补中益气丸，前者用于外感风热所致感冒，后者升阳举陷，不宜和感冒药同时服用，且高血压患者慎服。联用原因可能是两药均为常用的非处方药，不少人认为中成药无副作用。殊不知任何药品都有治疗作用和副作用，中成药也不例外。正如此例，感冒时服用滋补性药物，感冒更不易治愈。得益于药学专家的点评，社区医务人员对联合用药的目的进一步明确。2019 年联合用药不适宜处方的百分率降低，与 2018 年相比差异具有统计学意义。

（5）重复给药：如一处方，老年男性患者，诊断为上呼吸道感染。处方中同时有布洛芬糖浆和酚麻美敏片。后者含有对乙酰氨基酚，与布洛芬同为非甾体抗炎药，合用增加胃肠道不良反应，并有致溃疡或出血的危险。若长期合用可增加对肾脏的毒性。另一处方中既有板蓝根颗粒，又有清开灵颗粒，而后者的组方中已经含有板蓝根，属于重复用药。重复给药有较大的用药隐患，药学专家帮助社区药师对药品特别是中成药的有效成分进行了梳理，2019 年社区卫生服务中心此类不适宜处方张数有所减少。

四、结论

2019 年社区卫生服务中心处方点评工作取得了一定效果，处方合理性尤其是适宜性得到了提高，社区药师真正起到了严把处方关、指导基层合理用药的作用。这得益于社区卫生服务中心领导的重视、社区医师、药师服务意识的提高、医联体医院药学专家的指导以及该项工作的持续进行与不断完善。工作中也发现医师对药学专业知识了解不够全面，而社区药师工作量大，临床知识有限，处方审核水平还有待于进一步提高。因此要加强业务培训，和医联体药学专家共同探讨点评中的难点，不断提升审方能力。另一方面，目前的处方点评是回顾性工作，可以充分利用信息化技术把合理用药软件嵌入医生工作端，药学专家和社区药师一起制订审方规则，当医师电子处方出现用法错误、用量错误、用药禁忌、重复用药等问题时立即弹窗提示，这样不仅能为医师提供帮助，还能使药师的审方点评工作更为实时、高效与准确。

实施处方点评的目的不是揭短，而是为了医疗质量的持续改进、合理用药水平的不断提高。社区卫生服务机构的处方点评工作应常抓不懈，借助医联体医院实践经验，通过医师和药师的共同努力，将处方点评做实、做好，使基层合理用药水平再上一个台阶。

参考文献

[1] 傅瑶，张剑萍，郭澄．从潜在用药风险角度出发的我院骨科中成药处方点评分析 [J]．中国药师，2019，22（5）：902-904.

[2] 程军．药学干预对国家基本药物临床应用的影响 [J]．药物流行病学杂志，2019，8（6）：400-402.

[3] 韩凤，杨明娜，陈世财，等．2017 年北京市海淀区 52 家社区卫生服务中心 62492 张门诊药物处方点评与分析 [J]．中国医院用药评价与分析，2018，18（11）：1555-1557.

[4] 李雅萍，郝旭，王菲，等．北京市东城区天坛社区卫生服务中心处方点评结果分析 [J]．中国药事，2018，32（6）：818-822.

[5] 沈艳华，刘新建．处方审核在医院抗菌药物管理中的应用 [J]．中国现代药物应用，2018，12（10）：210-211.

［6］ 吴婷婷，陈坚．2015—2017年上海市松江区15家社区卫生服务中心门诊处方合理用药调研［J］．药物流行病学杂志，2019，28（5）：333-336．

［7］ 朱杰，朱志远，丁翀．基于公共卫生基础平台实现信息共享与业务协同的应用研究［J］．中国卫生信息管理杂志，2017，14（5）：677-680．

［8］ 万黎黎．抗菌药临床静脉滴注间隔时间对治疗的影响［J］．临床合理用药杂志，2017，10（25）：15-16．

［9］ 纪永军．头孢菌素类治疗急性上呼吸道感染的应用情况分析及其不良反应研究［J］．山西医药杂志，2017，46（2）：154-156．

［10］ 鲁镜，甄健存．我院2013—2016年住院患者口服药品医嘱审核情况分析［J］．中国药物警戒，2017，4（2）：113-118．

作者：胡觉，张宝富，史文佳，牟维，谢芳，钱洁，苏州市姑苏区虎丘街道桐星社区卫生服务中心
　　　高瑜璋，苏州市姑苏区社区卫生管理中心
审稿：张晶晶，苏州大学附属第一医院

　［基金项目：苏州市2018年度科技发展计划（民生科技-医疗卫生应用基础研究）项目（SYSD2018231）］

超声骨密度检测对中老年人群骨质疏松症的筛查作用

本文探讨超声骨密度检测对社区中老年人群骨质疏松症的筛查作用。选取 2021 年 1 月至 2022 年 12 月期间在昆山市震川社区服务中心进行骨质疏松症检查的 136 位女性为观察对象，其中 60 岁及以上共 86 人。对所有观察对象实施超声骨密度（QUS）检测及双能 X 线吸收法（DXA）检测，记录并分析检测结果。QUS 检测结果提示骨密度正常 61 人，占 44.85%；骨量减少 66 人，占 48.53%；骨质疏松 9 人，占 6.62%。DXA 检测结果提示骨密度正常 52 人，占 38.23%；骨量减少 53 人，占 38.97%；骨质疏松 31 人，占 22.79%。QUS 和 DXA 检查结果的符合率为 50.74%，对比两种检测结果，组间差异无统计学意义。QUS 检测和 DXA 检测都是检查骨质疏松的常用方法，且 QUS 检测在基层更易推广，可作为骨量异常的筛查方法。将 QUS 检测用于社区中老年人群骨质疏松症的筛查，不仅能够有效检测出受检人员的骨质疏松症，同时也能够为患者的治疗提供有效依据。

骨质疏松症属于代谢性骨病，主要是由骨量流失、骨组织微结构受到破坏、骨脆性增加导致的容易出现骨折情况的全身性代谢性骨病。骨质疏松症病情较轻的患者可能不会出现明显的症状，但是随着病情的不断发展，患者会逐渐感受到乏力，腰背部容易出现疼痛，甚至会出现全身骨痛症状；患者在发生跌倒、摔落等情况时，容易发生骨折。严重的骨质疏松症还可导致患者的身体出现驼背等变形情况。各类人群均有可能患骨质疏松症，但中老年人群属于骨质疏松症的高发人群，骨质疏松症可对中老年人的身体健康与生命安全造成严重威胁。利用 QUS 检测筛查出骨质疏松症人群，再转诊至医联体上级医院进一步行 DXA 检测确认，可及早进行干预与治疗，以防发生严重后果。因此，针对中老年人群积极开展骨质疏松症筛查，对于骨质疏松症的防治具有重要作用及意义。

一、资料与方法

（一）一般资料

选取 2021 年 1 月至 2022 年 12 月期间在震川社区服务中心进行骨质疏松症筛查的 136 例女性为观察对象，最高年龄为 85 岁，最低年龄 50 岁，平均年龄（63.44±8.63）岁，50~59 岁 48 例，60~69 岁 50 例，70~79 岁 27 例，80~85 岁 11 例；所有观察对象的 BMI 在 18.5~29.2 kg/m² 范围内，平均 BMI 为（24.18±1.69）kg/m²。

纳入标准：① 所有观察对象均为 50 岁及以上的女性；② 所有观察对象及其家属均对本次研究知情，且自愿参与研究；③ 依从性较高者。

排除标准：① 近期接受抗骨质疏松治疗者；② 合并存在影响骨代谢疾病（如肝脏代谢性疾病、类风湿性关节炎等）者；③ 合并存在肝、肾等器官器质性病变者；④ 合并存在恶性肿瘤者；⑤ 有精神病史者。

（二）方法

对 136 例观察对象进行 QUS 检测，采用 QUS 检测仪对受检人员的骨密度水平进行测定，所有操作均严格按照仪器操作规范进行操作。对所有观察对象均推荐至医联体上级医院行 DXA 检测，进一步明确骨质情况，同时对比 QUS 检测与 DXA 检测的符合率。

（三）观察指标

经 QUS 检测及 DXA 检测，记录骨质正常、骨量减少、骨质疏松症检出例数，同时对比两种检查对于骨质异常的检出率。QUS 检测应用 T 评分法，将 $T \leqslant -2.5$ 倍标准差记为骨质疏松；T 值在

-2.5至-1.0倍标准差范围中，记为骨量减少；T 值≥-1 倍标准差，记为骨密度正常。

（四）统计学方法

此次研究所纳入的统计数据采用 SPSS 25.0 软件进行处理，使用（均数±标准差）（$\bar{x}\pm s$）表示计量资料，组间对比采用 t 检验，使用频数（百分率）表示计数资料，组间比较采用 χ^2 检验，$P<0.05$ 提示组间差异有统计学差异。

二、结果

（一）骨密度检测结果

共 136 人行 QUS 检测。检测出骨量正常者 61 人，占比 44.85%；骨量减少者 66 人，占比 48.53%；骨质疏松者 9 人，占比 6.62%。全部观察者均行 DXA 检测，检测出骨量正常者 52 人，占比 38.23%；骨量减少者 53 人，占比 38.97%；骨质疏松者 31 人，占比 22.79%。

对比 QUS 检测与 DXA 检测二种结果的完全符合率，结果为 50.74%。QUS 检测示骨密度正常者 61 人，DXA 检测符合数量为 31 人；QUS 检测示骨量减少者为 66 人，DXA 检测符合数量为 32 人；QUS 检测示骨质疏松者为 9 人，DXA 检查符合数量为 6 人。

（二）QUS 和 DXA 检测结果分析

由表 41 数据可见，QUS 和 DXA 检测结果在骨量减少和骨质疏松的检出率上没有统计学差异（$P>0.05$）。

表 41　QUS 和 DXA 检测结果分析

	正常/例	骨量减少/例	骨质疏松/例	检出率/%
QUS 检测（$N=136$）	61	66	9	55.15
DXA 检测（$N=136$）	52	53	31	61.77
χ^2	—	—	—	1.226
P	—	—	—	0.268

（三）QUS 和 DXA 检测结果符合率比较

由表 42 数据可见，QUS 检测的符合率整体偏低，为 50.74%。

表 42　QUS 和 DXA 检测结果符合率比较

	正常	骨量减少	骨质疏松	总数
QUS 检测/例	61	66	9	136
DXA 检测符合数量/例	31	32	6	69
符合率/%	50.82	48.48	66.67	50.74

三、讨论

骨质疏松症已成为影响中老年人群生活质量的重要原因，其发病和年龄有着密切联系。现如今，社会人口老龄化加剧，骨质疏松症的患病率逐渐上升。骨质疏松症属于代谢性骨病，是由人体骨形成减少、骨吸收增加引起的。根据不同的发病原因，骨质疏松症可分为原发性骨质疏松症与继发性骨质疏松症两大类。原发性骨质疏松症又分为绝经后骨质疏松症、老年性骨质疏松症和特发性骨质疏松症三种；继发性骨质疏松症则通常是由内分泌代谢性疾病（如甲亢、甲旁亢等）引起的，也可能因为药物作用而影响骨代谢，从而引起骨质疏松症。由于中老年人的年龄增长，同时活动能力相对减弱，加上基础疾病的影响，中老年人的饮食习惯发生改变，并且吸收营养能力也减弱，这些因素进一步增加了骨质疏松症患病率。女性雌激素是维持成骨细胞正常活动的重要激素，中老年女性随着年龄的增长，其雌激素水平逐渐减少，导致雌激素无法抑制破骨细胞，引起骨吸收增加，因而中老年女性患有骨质疏松症的占比更高。中老年人的性激素减少，在对破骨细胞产生刺激作用的同时，也会对成骨细胞产生抑制作用；同时在机体衰老过程中，会出现营养吸收能力降低以及器官功能衰退等情况，导致机体缺乏维生素 D、慢性负钙平衡等情况，从而造成骨量以及骨质降低，最终引起骨质疏松症。骨质疏松症早期不会出现明显的症状表现，容易被忽视，因此骨质疏松症也被称为"沉默的杀手"；随着患者的病情持续进展，骨量的不断流失，骨微结构也会随之发生变化，从而出现骨痛以及易发生骨折等问题。早期诊断对于骨质疏松症的防治有着重要意义。

（一）超声骨密度（QUS）检测

骨密度的全称为骨骼矿物质密度，是反映骨骼强度的一个重要指标，同时也是反映骨质疏松程度以及预测骨折危险性的重要依据。QUS 检测主要是采取 QUS 仪器进行检测，利用声波传导速度以及振幅衰减反映骨矿含量以及骨结构强度等情况。QUS 检测仪具有无辐射、诊断骨量异常较敏感、操作简便等特点，因而被广泛采用。骨密度检查在骨质疏松症的确诊以及骨质疏松症治疗效果的监测中具有重要的作用及意义，QUS 检测的作用包括以下几方面：① 通过检测骨密度、骨质量，有利于筛查骨质疏松症，并且对骨折危险程度进行预测。② 通过 QUS 检测患者的骨量，有利于对患者的钙缺乏以及营养缺乏进行指导干预，有效控制钙流失，提高骨质量。通过对中老年人开展使用 QUS 检测的骨质疏松症筛查，可以及时筛查出是否患有骨质疏松症。QUS 检测是一种无创、无放射线、非侵入性的方法，与 DXA 检测相比，具有以下优势：① 适用范围广，可以对儿童、孕妇和肥胖患者等 DXA 检测难以适用的人群进行检测。② 安全性高，不需要使用放射线，因此不存在辐射危险，避免患者对辐射的担忧。③ 操作简便，不需要预先特殊的准备和操作技能，检查的时间短，且无痛苦感，非常方便。

（二）双能 X 线吸收法（DXA）检测

DXA 检测主要是通过 X 线扫描的方式，观察骨骼的结构以及分布，并通过测定结果判断骨密度是否正常。有关研究表明，在评估骨强度的多种因素当中，经过 DXA 检测获得的骨密度数据能够对骨组织量进行有效反应，在判断是否患有骨质疏松症方面具有重要的应用价值，是诊断骨质疏松症的"金标准"。DXA 检测有如下优点：① 高准确性。DXA 检测骨密度准确度高于 90%。② 便捷快速。DXA 检测骨密度的实施过程简单快速。③ 低辐射剂量。虽然双能 X 射线有辐射，但是其剂量较低，而且与其他临床常用的方法相比，其辐射剂量是非常小的。④ 多种用途。DXA 检测不仅可以用于骨量测量和骨质疏松症的诊断，还可以用于骨折风险评估以及治疗过程监测。但 DXA 检测设备价格较高，因此基层医疗机构暂不具备推广条件。同时 DXA 检测也有如下不足：① 存在误差。在进行 DXA 检测的过程中，人体肌肉和脂肪可能影响检测结果，这会导致测量的误差。② 不能为骨微结构做出准确评估，虽然 DXA 检测可以得出三个部位（腰椎、髋部和前臂）的骨密度值，但并不能描述骨组织的微结构和骨质的质量。③ 检测结果可能受到种族、年龄和性别因素的影响。因此，在分析结果时，这些因素需要充分考虑。

（三）QUS 检测与 DXA 检测结果的对比分析

骨质疏松症筛查工作对于骨质疏松症防治具有重要作用。此次研究中应用 QUS 检测对社区中老年人群进行骨质疏松症筛查，借助 QUS 仪对受检人员的骨密度水平进行测定，以此反映出受检人员的骨量变化，从而有效评估受检人员是否患有骨质疏松症。QUS 检测和 DXA 检测是两种不同的技术，其原理和检测的物理参数也有所不同，因此两者的检查结果可能存在差异。具体原因如下：① 检测部位不同。QUS 检测通常是检测跟骨，而 DXA 检测通常以腰椎、髋关节、桡骨等为主。② 原理不同。QUS 检测是利用高频超声波测量骨骼的声速和衰减，从而计算出骨密度；DXA 检测则是利用不同能量的 X 射线进行测量，通过计算吸收系数来确定骨密度。③ QUS 检测对不同类型的骨质疏松有不同的敏感度，而 DXA 检测对不同类型的骨质疏松则有不同的检测优势，在实际应用中，医生可以根据不同的情况选择不同的检查方式。

此次研究在社区女性人群骨质疏松症筛查中应用 QUS 检测，结果显示 QUS 检测和 DXA 检测结果在骨量减少和骨质疏松症的检出率上没有统计学差异，同时 QUS 检测与 DXA 检测结果符合率整体偏低，为 50.74%。在基层医疗机构，可采用 QUS 仪来筛查骨量异常，发现骨量异常者，建议进一步行 DXA 检测。这样既能做到广覆盖，也能精准区别重点人群并加以干预。骨质疏松症需要早诊断、早治疗，避免病情持续进展，对患者的生命安全造成危害。尤其是中老年人群体，由于自身存在一些基础疾病，会促进骨质疏松症的发生及发展。因此，中老年人群骨质疏松症的筛查有利于控制病情进展，能使患者接受及时、有效的治疗。QUS 检测方法以无创伤、无辐射、操作便捷的优势应用在中老年人群骨质疏松症筛查中，可有效筛查出骨质疏松症，同时可以提高受检者的舒适度及依从性，为后续治疗提供有效依据。

　　总的来说，QUS 检测是一种常用的骨质疏松症的筛查方法，在基层医疗机构，QUS 检测更易推广。医生在诊断中需要综合考虑各种因素，包括病史、临床表现、影像学检查等，来做出最终的诊断结果。QUS 检测用于社区中老年人群骨质疏松症的筛查，不仅能够有效检测出受检人员的骨质异常情况，同时也能够为患者的治疗提供有效依据，值得推广。

参考文献

[1] 李清秀，颜文盛，邓燕群，等．社区干预对中老年骨质疏松症患者的调查与护理研究 [J]．智慧健康，2021，7（15）：124-126.

[2] 周柳娇，李吉，雷钧．中老年人群骨质疏松症影响因素分析 [J]．浙江预防医学，2021，33（2）：189-191.

[3] 谭欣，伍军伟，凌俊宏，等．双能 X 线吸收检测法骨密度测量和超声骨密度检查在社区绝经后妇女骨质疏松症筛查中的应用效果分析 [J]．临床医药文献电子杂志，2020，7（12）：132.

[4] 王丹．CT 对中老年性骨质疏松症骨密度分析研究 [J]．影像研究与医学应用，2021，5（14）：155-156.

[5] 薛文丹，王丽，李小清．定量超声技术在中老年骨质疏松评估中的应用 [J]．中国中老年学杂志，2020，40（9）：1909-1912.

[6] 张立颖．超声定量法在骨质疏松诊断中的意义及 DXA 在骨结构评价中的作用 [J]．贵州医药，2022，46（7）：1140-1141.

[7] 吴良雨．定量 CT 在中中老年人群骨质疏松诊断中的应用价值 [J]．现代医用影像学，2022，31（8）：1447-1449.

[8] 罗霞，雷利，唐梦芹．中老年性骨质疏松症 CT 骨密度在中西医结合治疗后的效果分析 [J]．影像研究与医学应用，2021，5（20）：165-166.

作者：童霞芬，昆山市震川社区卫生服务中心

肌少症评估与干预对预防老年共病患者跌倒的临床应用价值

本文探索肌少症评估与干预在预防老年共病患者跌倒中的临床应用价值。老年共病是指老年人同时共存2种及以上慢性病的疾病状态。随机选取2021年6月至2022年6月内苏州大学附属苏州九院全科医学科住院的老年共病患者313例，按照入院先后顺序分为两组，对照组采用常规入院跌倒危险因子评估（Morse跌倒/坠床风险评估），观察组在常规入院跌倒危险因子评估的同时进行肌少症评估，并实施相应的预防跌倒措施，对两组患者一般资料进行统计学分析，并比较两组患者1年内跌倒事件的发生率。结果显示，观察组1年内跌倒事件的发生率低于对照组。入院时采用跌倒危险因子评估同时进行肌少症评估与干预可有效降低老年共病患者跌倒事件的发生率，肌少症评估与干预可常规用于预防老年共病患者跌倒的发生。

国家统计局数据显示，2021年我国65岁及以上人口数已达20 056万人，占社会总人口的14.2%。2021年以来，这一统计数据仍在上升，我国人口老龄化持续加速，逐渐从轻度老龄化进入中度老龄化阶段。有文献报道，86.23%的老年人至少患有一种慢性病，65.14%的老年人同时患有两种及以上慢性病。随着年龄的增加，共病会增加老年人躯体健康易损性，导致其衰弱、跌倒、失能及死亡的风险上升。其中，跌倒是影响老年人身体健康及生活质量的重要危险因素，一直是国际老年医学研究的重要问题之一。跌倒是指机体不能控制地或非故意地倒在地上或其他较低的平面上，排除遭到猛烈的打击、意识丧失、突然瘫痪或癫痫发作等原因。跌倒与年龄、步态稳定性、平衡能力受损、骨骼肌肉系统损害退化、感觉系统减退、药物使用等因素密切相关。其中，骨骼肌肉疾病往往被视为老年人跌倒的重要危险因素。1989年，肌少症由罗森伯格（Rosenberg）首次提出，它是一种渐进性和广泛性骨骼肌疾病，其主要表现为四肢骨骼肌质量下降、功能下降及肌力下降，并与跌倒、骨折、机体残疾和死亡等不良后果发生可能性增加有关。国内外鲜有针对老年共病人群跌倒与肌少症的相关研究。已有各种筛查肌少症的工具，比如小腿围的测量、简易五项评分问卷（SARC-F）量表、MSRA问卷（mini sarcopenia risk assessment questionnaire）已被广泛地应用于临床实际情境中，然而这些筛查工具无法直观评估肌肉力量、躯体功能和四肢骨骼肌含量。近年来，关于肌少症的评估逐渐形成了较为成熟的观点，然而，针对肌少症的干预尚处于起步阶段，肌少症的评估与干预对于预防老年共病人群跌倒的成效如何尚不清楚。因此，本文旨在探讨对老年共病人群进行肌少症评估并采取相应医疗护理措施可否降低其跌倒发生率。

一、资料与方法

（一）一般资料

随机选取2021年6月至2022年6月在苏州大学附属苏州九院全科医学科住院的老年共病患者，共纳入313例，其中，男性109例，女性204例，平均年龄73.84岁。按照入院先后顺序分为两组，对照组采用常规入院跌倒危险因子评估（Morse跌倒/坠床风险评估），共174例；观察组在常规入院跌倒危险因子评估的同时进行肌少症评估，并实施相应的预防跌倒措施，共139例。比较两组患者1年内跌倒事件的发生率。

（二）纳入与排除标准

纳入标准：① 年龄≥60岁；② 符合慢性病共病的定义，即个体同时患下述14种慢性病中的至少2种疾病，包括高血压、血脂异常（高/低脂血症）、糖尿病或血糖升高、恶性肿瘤（不包括轻度皮肤癌）、慢性肺部疾患、肝脏疾病、心脏病、脑卒中、肾脏疾病、消化系统疾病、情感和精神障碍、与记忆相关的疾病（如阿尔茨海默病、帕金森病）、关节炎或风湿病、哮喘等；③ 知情同意本研究，并自愿参加。

排除标准：① 具有精神病史；② 存在认知、语言或听力障碍；③ 长期卧床，难以完成肌少症评估。

（三）研究方法

1. 基线资料收集

收集患者的临床资料和实验室相关指标，包括年龄、性别、体重指数（BMI）、慢性病罹患数、收缩压，收集患者骨质疏松症情况、是否患有肿瘤和营养不良风险（住院患者应用营养风险筛查 NRS-2002 评估表评估营养状况）、跌倒风险（住院患者应用跌倒坠床风险 Morse 评估量表进行评估）及入院时实验室指标血红蛋白、血白蛋白、尿素氮浓度。

2. 肌少症评估

亚洲共识推荐测定肌力（握力测定）和肌功能（日常步行速度测定）作为肌少症筛查项目。采用生物电阻抗分析（bioelectrical impedance analysis，BIA）进行肌量测定，若四肢骨骼肌质量男性≤7.0 kg/m²、女性≤5.7 kg/m²，同时步速减慢（最大步速<0.8 m/s）或握力降低（最大握力：男性<26 kg，女性<18 kg），即可诊断为肌少症。

3. 跌倒评估与护理

入院 24 小时内对两组患者均进行常规 Morse 跌倒/坠床风险评估并进行常规预防跌倒宣教。常规 Morse 跌倒/坠床风险评估量表包括最近半年曾有不明原因的跌倒经历（25 分），超过一个疾病诊断（15 分），使用助行器具（没有需要/卧床休息/坐轮椅/护士帮助：0 分；拐杖/手杖/助行器：15 分；依扶家具：30 分），静脉输液（20 分），步态（正常/卧床休息/轮椅：0 分；虚弱：10 分；受损：20 分），精神状态（正确评估自我能力：0 分；高估/忘记限制：15 分）。对 Morse 跌倒/坠床风险评分>45 分的患者进行重点宣教，宣教内容包括：① 床头挂"小心跌倒/坠床"标识；② 观看防跌倒视频或防跌倒小处方；③ 保持地面清洁干燥；④ 指导患者穿防滑鞋；⑤ 正确使用护栏；⑥ 加强巡视，及时提供帮助，将常用物品放置于患者易取处；⑦ 正确使用约束带；⑧ 指导患者起床"三部曲"；⑨ 告知特殊用药注意事项；⑩ 加强看护，留陪客一人；⑪ 加强巡视及交接班。

对照组患者在入院时由责任护士进行常规 Morse 跌倒/坠床风险评估，并对分值>45 分的患者进行预防跌倒常规宣教。在床头挂预防跌倒标志，手腕戴贴跌倒标识，以引起全体医护人员及患者和家属的重视。入院后每周评估，根据评分调整护理对策。对于入院评分≤45 分的患者随时跟踪评分，以便及时确定患者的危险程度。

观察组患者在入院常规 Morse 跌倒/坠床风险评估的同时进行肌少症评估。由责任护士对入院患者进行常规 Morse 跌倒/坠床风险评估，由老年综合征评估护士进行肌少症评估，对于存在肌少症的患者进行相应的医疗与护理。主要干预措施包括：① 运动干预，以抗阻训练为基础，配合有氧运动与平衡训练的综合干预措施，每周 2 次，每次约 30 分钟，持续 12 周；② 营养支持，应用营养风险筛查 NRS-2002 评估表进行营养状况的评估，对存在营养不良或营养不良风险的肌少症患者进行合理的营养补充。

4. 观察指标

通过住院观察结合电话随访的方式询问患者自住院第 1 天开始 1 年内是否再发生跌倒及跌倒次数，分析对照组与观察组两组患者 1 年内跌倒事件的发生率。

5. 统计学方法

采用 SPSS 26.0 软件对本研究数据进行统计学分析，采用（均数±标准差）（$\bar{x}\pm s$）描述计量资料，组间比较采用独立样本 t 检验；采用频数（百分比）描述计数资料，组间比较采用卡方检验。$P<0.05$ 表示差异有统计学意义。

二、结果

（一）对照组与观察组基线资料的比较

对照组与观察组在性别比例、是否饮酒、是否存在骨质疏松及血清白蛋白含量方面存在差异，且差异具有统计学意义（均 $P<0.05$），具体见表43。

表 43 对照组与观察组基线资料的比较

组别	例数/例	男/［例（%）］	女/［例（%）］	年龄/岁	BMI/（kg/m²）	SBP/mmHg
对照组	174	72（41.40%）	102（58.60%）	73.88±8.98	73.88±8.980	143.7±20.58
观察组	139	37（26.60%）	102（73.40%）	75.53±8.64	75.53±8.641	141.86±22.61
t/χ^2		7.418*		−1.656	−1.347	0.743
P		0.006		0.099	0.179	0.458

组别	NRS-2002评分	吸烟/［例（%）］	饮酒/［例（%）］	骨松/［例（%）］	肿瘤/［例（%）］
对照组	1.56±1.57	31（17.80%）	27（15.50%）	103（59.20%）	27（15.50%）
观察组	1.36±1.59	14（10.10%）	9（6.50%）	65（46.80%）	13（9.40%）
t/χ^2	1.108	3.765*	6.207*	4.804*	2.635*
P	0.269	0.052	0.013	0.028	0.105

组别	血红蛋白/（g/L）	淋巴细胞计数/（×10⁹/L）	白蛋白/（g/L）	总胆固醇/（mmol/L）	甘油三酯/（mmol/L）	低密度脂蛋白/（mmol/L）
对照组	124.19±18.13	1.37±0.59	40.07±3.97	4.28±1.01	1.43±1.22	2.34±0.84
观察组	122.45±19.03	1.95±8.18	38.93±4.42	4.15±1.32	1.23±0.93	2.28±0.78
t/χ^2	0.821	−0.823	2.365	1.148	1.717	0.633
P	0.412	0.411	0.019	0.252	0.087	0.527

注：* 为 χ^2 值。

（二）对照组与观察组跌倒发生率的比较

两组患者跌倒发生率不同，对照组跌倒发生率为27.01%，明显高于观察组的跌倒发生率（16.55%），且差异具有统计学意义（$\chi^2=4.874$，$P=0.027$）。具体见表44。

表 44 对照组与观察组跌倒发生率的比较

组别	例数/例	跌倒人数/例	跌倒发生率/%	χ^2	P
对照组	174	47	27.01	4.874	0.027
观察组	313	70	16.55		

三、讨论

我国老年人慢性病共病问题已成为日益严重的公共卫生问题，患病率排前3位的慢性病为高血压、关节炎和消化系统疾病。随着年龄的增加，老年人群的骨骼与肌肉逐渐出现衰弱趋势，骨质疏松症、肌少症的患病率逐渐升高，两者均与跌倒事件的发生相关，严重影响着老年人的生活质量，增加了其致残、致死的风险。大量研究表明，罹患肌少症的老年患者存在更大的跌倒风险，且肌功能减退和（或）活动能力低下的患者跌倒的发生率更高。随着我国老龄化进程加速发展，社区、老年护理院及各级医疗机构对于肌少症的认识更加深刻。尤其是对患有慢性病的老年人来说，肌少症的筛查与干预尤为重要。早期识别肌少症可以延缓甚至逆转肌肉疾病进展，为干预提供治疗时间，从而减少因肌少症而引起的一系列临床不良结局，如跌倒、骨折、增加住院次数、增加住院时长及

增加死亡风险。

本研究结果显示，观察组的跌倒发生率明显低于对照组的跌倒发生率（16.55% vs 27.01%，$P=0.027$）。可见，入院时进行肌少症的评估及干预对降低老年共病人群跌倒发生率有着重要意义。在本研究中，对观察组老年共病患者在入院时进行肌少症评估，对存在肌少症的患者进行患者宣教及定期干预，包括营养干预与运动干预。一项多中心随机对照研究对241名老年肌少症患者进行营养与运动干预的结果表明：补充营养与体育锻炼可以改善老年肌少症患者的肌肉质量、握力和脂肪量；营养补充制剂可能减少患者的脂肪量。其基本机制可能是，抗阻锻炼联合额外膳食蛋白质的补充刺激体内氨基酸的合成代谢，增加了肌肉蛋白质的合成，从而表现为少脂体重的增加。营养干预中，氨基酸、维生素D是促进骨骼肌合成的有效成分。

综上所述，老年共病患者进行肌少症评估与干预可以降低其跌倒发生率。基于此结果，通过对该部分人群进行肌少症评估与干预，可以进一步完善老年共病人群跌倒防治策略。然而，本研究也存在一些不足之处：① 本研究为单中心观察性研究，未在其他中心及社区开展研究，其普适性需要进一步评估；② 鉴于本研究样本量受限，并未对老年共病人群肌少症相关数据与跌倒的关系进行分析。在今后的研究中，需要进一步开展多中心的研究，扩大样本量，对老年共病人群肌少症相关参数与跌倒的关系进行探索，以期尽早发现跌倒相关危险因素，对跌倒高危人群进行相关肌少症干预。

参考文献

［1］ 黎艳娜，王艺桥．我国老年人慢性病共病现状及模式研究［J］．中国全科医学，2021，24（31）：3955-3962，3978.

［2］ AGUADO A, MORATALLA-NAVARRO F, LÓPEZ-SIMARRO F, et al. MorbiNet: multimorbidity networks in adult general population. Analysis of type 2 diabetes mellitus comorbidity［J］.Scientific Reports，2020，10(1).

［3］ 张文丽，赵家乐，徐鸿飞，等．老年人跌倒的危险因素及运动干预研究进展［J］．医用生物力学，2021，36（S1）：479.

［4］ YUAN S, LARSSON S C. Epidemiology of sarcopenia: Prevalence, risk factors, and consequences［J］.Metabolism，2023，144:155533.

［5］ GIE LEN E, DUPONT J, DEJAEGER M, et al. Sarcopenia, osteoporosis and frailty［J］.Metabolism，2023，145:155638.

［6］ 陈蓄，刘淑萍，曹明节，等．老年肌少症患者的肌功能减退及跌倒风险的影响因素［J］．临床和实验医学杂志，2022，21（9）：995-998.

［7］ LI Z, CUI M, YU K, et al. Effects of nutrition supplementation and physical exercise on muscle mass, muscle strength and fat mass among sarcopenic elderly: a randomized controlled trial［J］.Appl Physiol Nutr Metab，2021，46(5)：494-500.

［8］ VOULGARIDOU G, PAPADOPOULOU S D, SPANOUDAKI M, et al. Increasing Muscle Mass in Elders through Diet and Exercise: A Literature Review of Recent RCTs［J］.Foods，2023，12(6).

作者：李白，苏州市第九人民医院
审稿：罗莹，苏州市第九人民医院

［基金项目：老年医学临床技术应用研究项目单位（项目编号：LD2021030）］

缺血性脑白质病变患者疾病进展的影响因素分析

本文探讨缺血性脑白质病变（White matter ischemic lesions，WMIL）患者疾病进展的影响因素。选取 2017 年 6 月至 2021 年 9 月在安徽医科大学附属宿州医院诊治的 215 例 WMIL 患者纳入 WMIL 组，并收集临床资料，根据 Fazekas 量表评定患者的脑白质病变程度；另选取 100 例颅脑 MRI 正常者纳入对照组。采用酶联免疫吸附试验法测定血清非对称性二甲基精氨酸（Asymmetric dimethylarginine，ADMA）浓度，比较两组临床资料和 ADMA 浓度，分析缺血性脑白质病变的影响因素及血清 ADMA 与脑白质病变程度的关系。结果显示，WMIL 组高血压、2 型糖尿病比例高于对照组，轻、中、重 WMIL 组血清 ADMA 浓度高于对照组，差异有统计学意义。Spearman 秩相关分析显示，WMIL 组血清 ADMA 浓度与 Fazekas 评分呈正相关。多因素 Logistic 分析显示，高血压、糖尿病、血清 ADMA 升高均是 WMIL 进展的独立危险因素。ADMA 高浓度是 WMIL 进展的独立影响因素，且浓度越高，脑白质病变程度越重。

WMIL 是一种由慢性微血管缺血性损伤引起的较为常见的脑小血管病。WMIL 一直被认为临床意义不大，尽管研究显示其发病率在老年人中较高，且逐渐呈现年轻化趋势。然而，最近的研究显示，白质变性虽然看似无症状，但并不是一种良性的生理衰老现象，且与一系列神经系统疾病的发病风险增加有关，如缺血性脑卒中、脑萎缩、认知障碍、抑郁、步态障碍。目前普遍接受的 WMIL 发病机制主要有缺氧缺血、内皮功能障碍、血脑屏障破坏、炎症介质或细胞因子浸润等。然而，都不能解释 WMIL 形成的整个动力学过程，且明确的生物学标志物尚未被发现。既往研究表明，WMIL 和微血管病变患者存在内皮功能障碍。ADMA 是内皮功能障碍的标志物，也是小血管疾病中不良脑血管事件的一种新的独立危险因素。本研究通过收集 WMIL 患者的临床资料并测定其血清 ADMA 浓度，研究 WMIL 发生进展的影响因素。

一、资料与方法

（一）一般资料

收集 2017 年 6 月至 2021 年 9 月于安徽医科大学附属宿州医院神经内科门诊就诊或住院的 WMIL 患者的临床资料，共 215 例患者，纳入 WMIL 组。

纳入标准：① 年龄 ≤60 岁；② 颅脑 MRI 符合 WMIL 诊断标准，即侧脑室旁 3 mm 以外白质区和皮质下的白质区存在 T1WI 呈低信号、T2WI 和 FLAIR 相呈高信号、对称弥漫性分布、边界模糊的斑片状损害。

排除标准：① 合并急性出血性/缺血性卒中、颅脑外伤等；② 血液、免疫系统等其他原因引起的脑白质病变；③ 心、肝、肾功能不全；

对照组选择标准：年龄 ≤60 岁，颅脑 MRI 证实无明显 WMIL、梗死、软化灶等病变的健康体检者，并排除精神疾病、神经退行性病变等疾病，共 100 例。本研究获我院医学伦理会批准（医学伦理审批件号：A2021011）。

（二）研究方法

1. 临床资料

收集 WMIL 组和对照组的性别、年龄及基础疾病史；采集研究对象晨起空腹静脉血，检测甘油三酯（Triacylglycerol，TG）、总胆固醇（Total cholesterol，TC）、高密度脂蛋白（High-density lipoprotein，HDL）、低密度脂蛋白（Low-density lipoprotein，LDL）、同型半胱氨酸（Homocysteine，Hcy）、C 反应蛋白（Cold reactive protein，CRP）及糖化血红蛋白（Glycosylated hemoglobin Type

A1c，HbA1c）。

2. ADMA 检测

采集研究对象晨起空腹静脉血 5 mL，常温下静置 60 min，设置半径 11 cm，以 3 000 r/min 离心 10 min，收集上层血清保存于 -80 ℃冰箱。应用酶联免疫吸附试验法严格按照说明书检测血清 ADMA 浓度。

3. WMIL 的评分标准

研究对象均接受 MRI 检查，检查结果由 1 名影像科和 1 名神经内科医师采用 Fazekas 评分标准进行分级评定，并根据严重程度分组。周围评分：0 分为无病灶；1 分为帽状或铅笔样薄层病灶；2 分为光滑的晕圈样病灶；3 分为累及深部脑白质，形状不规则的脑室旁高信号病灶。深部评分：0 分为无病灶；1 分为点状病灶；2 分为开始融合的病灶；3 分为大面积融合成片病灶。两者之和为总分值，并依据总分值进行分组：1~4 分为轻度组；5~8 分为中度组；9~12 分为重度组。

（三）统计学方法

采用 SPSS 26.0 软件对所得数据进行统计分析，符合正态分布的计量资料以（均数±标准差）$(\bar{x}\pm s)$ 表示，组间比较采用 t 检验或方差分析。不符合正态分布的计量资料以中位数和四分位数 $[M\ (P25,\ P75)]$ 表示，采用 Mann-Whitney U 检验。计数资料以例数或百分率表示，采用 χ^2 检验。采用 Spearman 秩相关进行相关性分析；采用 Logistic 回归进行影响因素分析。以 $P<0.05$ 为差异有统计学意义。

二、结果

（一）两组患者临床资料及 ADMA 浓度比较

结果显示，两组患者在年龄、性别、冠心病、TC、TG、HDL、LDL、Hcy、CRP、HbA1c 方面的差异无统计学意义（$P>0.05$）。WMIL 组患者患有高血压、2 型糖尿病的比例高于对照组，WMIL 轻、中、重度组血清 ADMA 浓度高于对照组，差异有统计学意义（$P<0.05$）。见表 45 和表 46。

表 45 两组研究对象临床资料比较

组别	年龄/岁	男性/[例（%）]	高血压/[例（%）]
WMIL 组（$n=215$）	53.20±4.13	89（41.4）	114（53.0）
对照组（$n=100$）	54.11±3.08	41（41.0）	38（38.0）
t/χ^2	1.842	0.965	6.169
P	0.167	0.632	0.013

组别	2 型糖尿病/[例（%）]	冠心病/[例（%）]	TC/（mmol/L）
WMIL 组（$n=215$）	48（22.3）	11（5.1）	4.13（3.41，4.42）
对照组（$n=100$）	9（9.0）	6（6.0）	4.06（3.25，4.89）
z/χ^2	8.178	0.036	1.926
P	0.004	0.998	0.062

组别	TG/（mmol/L）	HDL/（mmol/L）	LDL/（mmol/L）
WMIL 组（$n=215$）	1.32（0.94，1.72）	1.16±0.30	2.27±0.68
对照组（$n=100$）	1.42（1.14，2.45）	1.17±0.26	2.19±0.62
t/z	1.863	0.255	0.542
P	0.085	0.842	0.588

（续表）

组别	Hcy/（μmol/L）	CRP/（mg/L）	HbA1c/%
WMIL 组（$n=215$）	13.51±1.64	4.82±0.54	6.08±1.02
对照组（$n=100$）	12.12±0.98	3.65±0.42	5.64±1.17
t/z	0.042	0.766	6.572
P	0.782	0.314	0.272

表 46　不同程度 WMIL 患者与对照组血清 ADMA 浓度比较

组别	例数/例	ADMA/（μmol/L）
WMIL 轻度组	102	0.97±0.26[a]
WMIL 中度组	101	1.04±0.31[a]
WMIL 重度组	12	1.21±0.22[a]
对照组	100	0.89±0.23
F	—	8.737
P	—	<0.001

注：[a]为与对照组比较，$P<0.05$。

（二）血清 ADMA 浓度与脑白质病变程度相关分析

采用 Spearman 秩相关分析，结果显示，WMIL 组患者血清 ADMA 浓度与 Fazekas 评分呈正相关（$r=0.850$，$P<0.01$）。

（三）WMIL 影响因素的多因素 Logistic 回归分析

以单因素分析时差异具有统计学意义的因素为自变量（无：0，有：1），以脑白质病变程度为因变量（对照组：0，WMIL 组：1），进行 Logistic 回归分析，结果显示，高血压、糖尿病、血清 ADMA 升高均是 WMIL 进展的独立危险因素（$OR>1$，$P<0.05$），见表 47。

表 47　WMIL 影响因素的多因素 Logistic 回归分析

变量	β	SE	$Wald$ 值	P 值	OR	95% CI
高血压	0.530	0.256	4.307	0.038	1.699	1.03~2.80
糖尿病	0.995	0.393	6.421	0.011	2.706	1.25~5.84
ADMA	1.653	0.490	11.389	0.001	5.225	2.00~13.65

三、讨论

WMIL 作为脑小血管病的一种常见亚型，也被称为白质疏松症或白质高强度。随着科学影像技术的发展，WMIL 的发病率正逐年增加，且有年轻化趋势。WMIL 正逐渐引起人们的重视，但其发病机制尚不清楚。

ADMA 是一种内源性的阳离子氨基酸转运体和内皮型一氧化氮合酶抑制剂，对血管内皮细胞功能具有一定的影响。近年来研究显示，血清 ADMA 浓度异常，可影响一氧化氮的生成，使血管舒缩调节失调、内皮功能紊乱，从而使得脑血管缺血，引起血脑屏障破坏及脑灌注不足等脑小血管疾病病理改变。ADMA 不仅可以影响脑血流，还可以损害脑血管外组织。高浓度的 ADMA 可导致内皮功能障碍，增加细胞旁标志物的通透性，有害物质渗出而损害神经元。同时，脑脊液中 ADMA 浓度升高，抑制内皮型一氧化氮合酶使一氧化氮浓度降低，引起氧自由基释放、血小板聚集、血管痉挛，发生血管炎症反应，进而加重血管内皮及脑组织损伤。研究发现，ADMA 的浓度在是否有脑白质损伤的患者之间有显著差异，提示 ADMA 浓度增加可能会损伤血管内皮及破坏血脑屏障，最终引起脑白质损伤。Hoth 等人也通过研究内皮依赖血管舒张反应与脑白质高信号体积之间的关系证实了 ADMA 浓度与脑白质病变具有相关性。

本研究结果显示，轻、中、重度组 WMIL 患者血清 ADMA 浓度高于对照组，且 ADMA 浓度与 Fazekas 评分呈正相关。既往研究显示，血清 ADMA 浓度与脑小血管疾病进展和白质病变严重程度独立相关。Seungho Choi 等研究 ADMA 超载在与认知功能障碍相关的脑血管病中的病理作用，发现 ADMA 可诱导小鼠的脑亚硝酸盐应激和炎症反应，增强 Aβ 沉积和加重认知功能障碍，同时也加重了小鼠的微血管病变，损伤血脑屏障功能，增加内皮应激纤维，减少紧密连接蛋白和脑组织微血管密度。国内研究发现 ADMA 可直接引起氧化应激反应，使得内皮细胞的衰老凋亡加速，从而诱发炎症反应，最终损伤血管内皮细胞并使动脉发生粥样硬化。因此，血清 ADMA 浓度升高可能最终导致原发性高血压患者出现脑梗死的风险增加，而在脑梗死的急性期，脑组织缺血缺氧和释放活性氧化物质又导致血清中 ADMA 浓度升高，进一步加重了血管内皮功能受损。研究还发现在脑梗死患者静脉溶栓后，血清 ADMA 浓度在预后不良组中较预后良好组显著升高，猜测 ADMA 可能通过抑制一氧化氮合成，并破坏平滑肌细胞和内皮细胞，最终影响溶栓患者的预后。因此，血清 ADMA 作为一种生物学标志物，能早期并有效地预测脑血管疾病患者疾病的严重程度，评估预后。

本研究结果显示，WMIL 组高血压、糖尿病所占比例明显高于对照组，且为 WMIL 发生发展的独立危险因素。脑白质损伤的主要危险因素是血管危险因素，尤其是高血压和糖尿病。高血压导致脑微循环受损或血脑屏障破裂，在慢性高血压中，由于小动脉管壁变厚，动脉狭窄，大脑血流自动调节的上限和下限都向较高的血压转移，使得脑部血管弹性显著下降并发生动脉血管重塑，因此高血压患者更容易出现脑循环功能不全。同时，较高的血糖可能会对内皮型一氧化氮合酶造成损伤，打破凝血因子和血管活性物质之间的平衡，导致血管收缩而影响血液回流，且血糖增高使得血液黏稠度增加，进一步加重脑组织的缺血缺氧，最终共同加重患者脑小血管疾病的进展，影响预后。近年不少研究显示较高的血压和血糖是 WMIL 的主要危险因素，同时与 WMIL 的进展具有相关性，与本研究结果基本一致。

综上所述，高血压、糖尿病和血清 ADMA 浓度升高是 WMIL 发生发展的独立危险因素。虽然 WMIL 的病因和机制尚不明确，但及时有效地控制危险因素对防治 WMIL 有重要意义。本研究也有不足之处，入组皆为 60 岁及以下的患者，脑白质病变程度普遍较轻，Fazekas 评分较低。未来可以进一步扩大样本量，同时扩大年龄检测范围，为进一步深入研究做准备。

参考文献

［1］ SON D H, LEE H S, LEE Y J. Association between serum carbohydrate antigen 19-9 levels andleukoaraiosis in middle-aged and older adults: A cross-sectional study. ［J］.Atherosclerosis. 2020,292:188-192.

［2］ WU X Q, YA J Y, ZHOU D, et al. Pathogeneses and Imaging Features of Cerebral White Matter Lesions of Vascular Origins. ［J］.Aging and disease,2021,12(8):2031-2051.

［3］ GROSSE G M, SCHWEDHELM E, WORTHMANN H, et al. Arginine Derivatives in Cerebrovascular Diseases: Mechanisms and Clinical Implications［J］. Int J Mol Sci. 2020,21(5):1798.

［4］ CHOI S, SINGH I, SINGH A K, et al. Asymmetric dimethylarginine exacerbates cognitive dysfunction associated with cerebrovascularpathology. ［J］.FASEB J. 2020,34(5):6808-6823.

［5］ JANES F, CIFù A, PESSA ME, et al. ADMA as a possible marker of endothelial damage. A study in young asymptomatic patients with cerebral small vessel disease［J］. Sci Rep. 2019,9(1):14207.

［6］ 张国芳, 刘安祥, 张骏. ADMA 在短暂性脑缺血发作发病机制中的研究进展 ［J］. 海南医学, 2021, 32 (23): 3111-3114.

［7］ APPEL D, SEEBERGER M, SCHWEDHELM E, et al. Asymmetric and Symmetric Dimethylarginines are Markers of Delayed Cerebral Ischemia and Neurological Outcome in Patients with Subarachnoid Hemorrhage. ［J］. Neurocrit Care. 2018,29(1):84-93.

［8］ 马芬芬，王彦，朱映红，等. 原发性高血压合并急性脑梗死患者血清非对称性二甲基精氨酸与血脂水平的变化及相关性研究 ［J］. 名医，2021（7）：92-93.

［9］ 袁华容，吴建平，黄家俊. 血清 L-Arg，ADMA 水平与急性脑梗死患者静脉溶栓疗效的相关性分析 ［J］. 卒中与神经疾病，2021，28（1）：25-28.

［10］ YUJI HOTTA, TOMOYA KATAOKA, KAZUNORI KIMURA. Testosterone Deficiency and Endothelial Dysfunction：Nitric Oxide, Asymmetric Dimethylarginine, and Endothelial Progenitor Cells［J］. Sexual medicine reviews, 2019, 7 (4):661-668.

作者：叶薪，刘时华，张超，安徽医科大学附属宿州医院

审稿：钟平，安徽医科大学附属宿州医院

［基金项目：安徽省高校自然科学基金项目（KJ2020A0193）；安徽医科大学校科研基金项目（2019xkj240）］

社区2型糖尿病患者血糖自我管理水平调查及并发糖尿病周围神经病变的影响因素分析

本文调查社区2型糖尿病（T2DM）患者血糖自我管理水平及分析T2DM并发糖尿病周围神经病变（DPN）的影响因素。于2016年6月至2017年6月期间，采用整群随机抽样法随机抽取苏州市6个社区符合纳排标准的539例T2DM患者并进行问卷调查，了解社区T2DM患者血糖自我管理水平情况，对患者进行体格检查并检测血生化指标，统计社区T2DM患者DPN的发生情况，采用多因素Logistic回归分析T2DM患者并发DPN的影响因素。本次研究共发放调查问卷539份，实际回收531份，其中T2DM并发DPN者86例，根据是否并发DPN将所有入选患者分为DPN组（n=86）和无DPN组（n=445）。社区T2DM患者的糖尿病自我管理行为量表（SDSCA）平均得分率为（49.38±5.23）%，DPN组患者和无DPN组患者在病程、身体质量指数（BMI）、腰围、糖化血红蛋白（HbAlc）、空腹胰岛素（FINS）、低密度脂蛋白（LDL-C）、血尿素氮（BUN）、血肌酐（Cr）、合并外周动脉疾病（PAD）、合并糖尿病视网膜病变（DR）中的差异有统计学意义。多因素Logistic回归分析结果显示，病程≥7年、HbAlc≥8 mmol/L、合并PAD、合并DR、BMI≥25 kg/m² 是社区T2DM患者并发DPN的危险因素。苏州市6个社区的T2DM患者血糖自我管理水平较低，且T2DM并发DPN的概率较高，临床可对上述危险因素采取积极有效的干预措施，以降低T2DM并发DPN的发生率。

T2DM是一种以高血糖为特征，由胰岛素分泌不足或作用缺陷引起的代谢性疾病。随着社会经济的发展以及人们生活模式的转变，T2DM的发病率呈逐年递增趋势，已经成为全球性的公共卫生问题。根据国际糖尿病联盟调查显示，全球约有3.82亿T2DM患者，并且患病率以每年1.7%保持线性增长。糖尿病的治疗目标主要是维持血糖在标准水平，糖尿病患者的自我管理是降糖达标的关键之一。若患者未能长期有效地控制血糖水平，可引起多种并发症，其并发症造成的损害远比疾病本身带来的损害更大。其中，T2DM最严重的并发症为糖尿病周围神经病变（DPN），可引起糖尿病足，而一旦发生糖尿病足，将会给患者带来巨大的肉体痛苦和精神痛苦，严重影响患者的生活质量。鉴于此，本研究通过调查T2DM患者血糖自我管理水平，并分析T2DM并发DPN的影响因素，以期为T2DM并发DPN的防治提供参考。

一、资料与方法

（一）研究对象

1. 抽样方法

采用整群随机抽样的方法，在苏州市随机抽取2个区，每个区随机抽取3个社区，将每个社区纳入管理且在该社区卫生服务中心年就诊≥3次的T2DM患者作为调查对象。实际抽样情况：全科一团队为润达、解放、巴里3个社区，全科二团队为兴隆桥、大龙港、盘溪3个社区。

2. 纳入与排除标准

（1）纳入标准：① T2DM诊断标准参考《中国2型糖尿病防治指南》（2020年版）；② 均被社区纳入管理且在该社区卫生服务中心年就诊≥3次；③ 为该社区户籍人口且在该社区居住时间满一年者；④ 基本视物能力、四肢功能正常者；⑤ 均为口服降糖药治疗，无自行停药>1个月；⑥ 自愿参加本次研究且签订了知情同意书。

（2）排除标准：① 合并外周血管疾病；② 合并心、肝、肺等脏器功能异常；③ 合并系统性红斑狼疮、尿毒症、急慢性感染等；④ 合并因腰椎病变或格林-巴利综合征等引起的周围神经病变；

⑤ 合并精神障碍无法配合完成本次研究。

3. 调查对象

根据纳入、排除标准，于 2016 年 6 月至 2017 年 6 月期间，依次对 6 个社区中符合要求的 T2DM 患者进行问卷调查、体格检查、血生化指标检查，共纳入患者 539 例。

（二）研究方法

1. 体格检查及基本资料的收集

采用自制的调查问卷统计患者的基本治疗情况，包括性别、治疗方式、年龄、病程、吸烟及饮酒情况。其中，吸烟定义为每天 ≥1 支，且吸烟时间 >半年；饮酒定义为过去的一年内饮用 ≥12 标准杯的啤酒（1 标准杯=330 mL）、白酒（1 标准杯=30 mL）或红酒（1 标准杯=100 mL）。体格检查包括身高、体重、腰围、舒张压、收缩压及并发症的筛查，计算身体质量指数（BMI），BMI=身高/体重^2。DPN 的诊断标准：① 明确的 T2DM 病史；② 诊断糖尿病时或之后出现 DPN；③ 出现 DPN 的临床症状和体征；④ 电生理检查结果显示神经传导速度减慢 ≥2 项。所有 T2DM 患者均进行颈动脉、心脏、下肢血管多普勒超声检测，24 h 动态血压监测以及眼底彩色射片检查，以判断是否合并有外周动脉疾病（PAD）、糖尿病视网膜病变（DR）。

2. 血生化指标的检测

体格检查后次日清晨抽取患者空腹静脉血 5 mL，置于 −20 ℃ 冰箱中冷藏待测，采用全自动生化分析仪检测患者的糖化血红蛋白（HbAlc）、空腹胰岛素（FINS）、总胆固醇（TC）、甘油三酯（TG）、高密度脂蛋白（HDL-C）、低密度脂蛋白（LDL-C）、血尿素氮（BUN）、血肌酐（Cr）和谷丙转氨酶（ALT）水平，所有血样于 3 天内检测完毕。

3. 血糖自我管理水平调查

采用糖尿病自我管理行为量表（SDSCA）对所有患者的血糖自我管理水平进行调查，该量表包括饮食（4 项）、运动（2 项）、血糖监测（2 项）、吸烟（1 项）和足部护理（2 项）。测量 T2DM 患者在 1 周内自我管理行为的执行频率。根据每题回答的天数对题目进行赋分，其中 0 天为 0 分，1 天为 1 分，依次类推，所有得分之和即为总分。通过得分率进行分类，得分率=（个人实际得分/总分）×100%，当 SDSCA 得分率 ≥60%，则表示血糖自我管理水平较高；SDSCA 得分率 <60%，则认为自我管理情况较差。

（三）统计学方法

采用 Epidata 3.2 软件对数据进行双录入，交叉核对无误后导入 SPSS 25.0 统计软件进行分析，计量资料采用（均数±标准差）（$\bar{x}\pm s$）的形式描述，组间比较采用 t 检验，计数资料采用例数（%）的形式描述，组间比较采用 χ^2 检验，采用多因素 Logistic 回归分析 T2DM 患者并发 DPN 的影响因素，$P<0.05$ 表示差异有统计学意义。

二、结果

1. 社区 T2DM 患者并发 DPN 的单因素分析

如表 48 所示，T2DM 患者并发 DPN 的危险因素有病程、身体质量指数、腰围、糖化血红蛋白、空腹胰岛素、低密度脂蛋白、血尿素氮、血肌酐等。

表 48　社区 T2DM 患者并发 DPN 的单因素分析

影响因素	糖尿病周围神经病变组（$n=86$）	非糖尿病周围神经病变组（$n=445$）	χ^2/t	P
男性/例	45	231	0.005	0.944
年龄/岁	54.17±3.40	53.96±3.58	0.502	0.616
病程/年	9.02±1.89	5.87±1.93	13.902	0.000

影响因素	糖尿病周围神经病变组 （n=86）	非糖尿病周围神经病变组 （n=445）	χ^2/t	P
身体质量指数/（kg/m²）	26.81±1.28	24.17±1.34	16.844	0.000
腰围/cm	94.79±5.53	87.72±6.33	9.668	0.000
收缩压/mmHg	145.25±9.24	144.37±10.32	0.736	0.462
舒张压/mmHg	76.47±6.28	75.28±5.46	1.804	0.072
吸烟史/例	32（37.21%）	179（40.22%）	0.274	0.601
饮酒史/例	25（29.07%）	125（28.09%）	0.034	0.854
糖化血红蛋白/（mmol/L）	8.86±0.43	7.21±0.31	42.164	0.000
空腹胰岛素/（IU/ml）	1.67±0.34	1.88±0.31	5.659	0.000
总胆固醇/（mmol/L）	4.81±0.52	4.85±0.49	0.686	0.493
甘油三酯/（mmol/L）	2.08±0.40	1.99±0.51	1.547	0.123
高密度脂蛋白/（mmol/L）	1.14±0.38	1.16±0.47	0.372	0.410
低密度脂蛋白/（mmol/L）	3.58±0.34	2.46±0.52	19.189	0.000
血尿素氮/（mmol/L）	6.74±0.38	5.57±0.33	29.341	0.000
血肌酐/（mol/L）	79.17±6.41	71.28±6.27	10.644	0.000
谷丙转氨酶/（IU/L）	25.87±4.48	24.92±5.49	1.510	0.132
合并有外周动脉疾病/例	21（24.42%）	36（8.09%）	20.054	0.000
合并糖尿病视网膜病变/例	46（53.49%）	117（26.29%）	25.057	0.000

2. T2DM 患者并发 DPN 的多因素 Logistic 回归分析

以 T2DM 患者是否并发 DPN 作为因变量（是=1，否=0），将单因素分析中有统计学意义的因素作为自变量并进行赋值（赋值说明见表2），纳入多因素 Logistic 回归分析。结果显示，病程≥7年、HbAlc≥8 mmol/L、合并 PAD、合并 DR、BMI≥25 kg/m²是社区 T2DM 患者并发 DPN 的危险因素（P<0.05），详见表49。

表49 T2DM 患者并发 DPN 的多因素 logistic 回归分析

影响因素	参数范围与赋值	β	SE	Wald χ^2	P	OR	95% CI
病程/年	<7年=0，≥7年=1	1.238	0.546	6.463	0.041	2.945	2.316~7.321
糖化血红蛋白/（mmol/L）	<8 mmol/L=0，≥8 mmol/L=1	1.269	0.478	6.897	0.019	3.152	2.172~7.468
身体质量指数/（kg/m²）	<25 kg/m²=0，≥25 kg/m²=1	0.371	0.106	12.386	0.008	4.452	2.183~10.763
腰围/cm	<90 cm=0，≥90 cm=1	0.726	0.263	5.332	0.077	1.016	0.931~1.736
空腹胰岛素/（IU/ml）	≥1.7 IU/ml=0，<1.7 IU/ml=1	-0.223	0.637	4.833	0.093	0.726	0.534~1.014
低密度脂蛋白/（mmol/L）	<3 mmol/L=0，≥3 mmol/L=1	0.733	0.548	7.624	0.066	1.338	1.019~2.003
血尿素氮/（mmol/L）	<6 mmol/L=0，≥6 mmol/L=1	0.421	0.312	3.871	0.102	1.204	1.097~1.983
血肌酐/（mol/L）	<75 mol/L=0，≥75 mol/L=1	0.523	0.114	4.086	0.097	0.933	0.879~1.387
合并有外周动脉疾病	有=1，无=0	1.387	0.372	8.979	0.000	3.799	2.028~9.353
合并糖尿病视网膜病变	有=1，无=0	0.319	0.091	11.091	0.000	4.366	2.139~10.649

三、讨论

T2DM 是一种严重的非传染性疾病，给人的身体健康带来巨大威胁。机体长期处于高血糖状态下，可导致微血管、大血管损伤，进而危及脑、心脏以及肾脏等器官。监测血糖对调整 T2DM 患者生活方式具有重要的参考价值，相关临床实践证实，因血糖控制不佳导致并发症是 T2DM 患者致残的重要原因。T2DM 的并发症可严重影响患者的生活质量，DPN 作为 T2DM 最严重的并发症之一，常累及运动神经、感觉神经和自主神经，临床表现为肢体疼痛、麻木，感觉减退、冰冷和灼热等特征，而血糖长期控制不佳是 DPN 发生的关键因素。此外，DPN 的发病机制至今尚未完全明确，大多数学者认为与糖基化终末产物形成、神经营养因子缺乏、脂代谢紊乱及高血糖等因素相关，是多种因素综合作用的结果。现临床有关 DPN 的治疗尚无特异性方案，且当 T2DM 并发 DPN 时，机体已经出现不可逆转的组织及脏器损伤，严重影响治疗效果。因此，针对易并发 DPN 的 T2DM 患者进行早期识别，有助于改善 T2DM 患者的预后。

本次研究结果显示，纳入调查的 T2DM 患者中有 86 例并发 DPN，DPN 发病率为 16.20%。龙雯等人在对上海市社区 T2DM 患者中 DPN 的现况调查研究结果显示，其 DPN 发病率为 16.00%，这与本次研究结果数据接近。但赵娜等学者在对保定市第二中心医院住院的 197 例 T2DM 患者检查发现，DPN 患病率高达 86.29%。可见不同地区的 DPN 发病率存在一定差异性，这可能与不同研究使用的筛查方法不一致有关。同时，社区 T2DM 患者的 SDSCA 平均得分率为 (49.38±5.23)%，属于血糖自我管理情况较差水平，提示该地区需要构建社区糖尿病团队式管理模式，实现糖尿病的规范化、系统化、正规化管理。本次研究单因素分析结果显示，DPN 的发生与多种因素相关，是机体各种病理机制共同作用的结果。进一步的 Logistic 回归分析结果显示，病程 ≥7 年、HbAlc ≥8 mmol/L、合并 PAD、合并 DR、BMI≥25 kg/m^2 是社区 T2DM 患者并发 DPN 的危险因素。分析其原因，糖尿病病程越长，患者血管内皮损伤、血管硬化则越严重，神经细胞营养供应不足的现象也更加严重，故而更易引发 DPN。HbAlc 可反映人体近 2~3 个月平均血糖水平，若其一直处于较高水平，则反映患者一直处于血糖控制不达标的状态，持续的高血糖状态会损伤血管内皮，同时对神经细胞产生毒性。在 DPN 发病机制中，代谢和血管因素存在复杂的相互作用，PAD 是动脉粥样硬化性血管性疾病的重要表现之一，DR 也是 T2DM 患者微血管并发症之一，两种并发症常与 DPN 同在，尽管它们的发病机制不尽相同，但其病理基础均与微循环障碍、微血管病变以及糖代谢紊乱有关。同时 BMI 升高也是 T2DM 患者并发 DPN 的危险因素，这主要是因为肥胖患者更容易发生体内胰岛素抵抗，导致依赖胰岛素介导的血管内皮细胞舒张功能受损，引起神经组织的慢性缺血、缺氧，造成神经损伤，进而诱发 DPN。

综上所述，社区 T2DM 患者血糖自我管理水平处于较低水平，且 T2DM 并发 DPN 的概率较高，其中病程 ≥7 年、HbAlc ≥8 mmol/L、合并 PAD、合并 DR、BMI≥25 kg/m^2 均是社区 T2DM 患者并发 DPN 的危险因素，临床应针对上述危险因素采取积极有效的干预措施，以降低 T2DM 并发 DPN 的发生率。

参考文献

[1] ZIMMET P, SHI Z, EL-OSTA A, et al. Epidemic T2DM, early development and epigenetics：implications of the Chinese Famine[J].Nat Rev En-docrinol, 2018,14(12)：738-746.

[2] QASIM R, MASIH S, HUSSAIN M, et al. Effect of diabetic counseling based on conversation map as compared to routine counseling on dia-betes management self-efficacy and diabetic distress among patients with diabetes in Pakistan：a randomized controlled trial (study proto-col)[J].BMC Public Health, 2019,19(1)：907.

[3] 安静思，路璐，安刚，等. 糖尿病足合并糖尿病视网膜病变危险因素 [J]. 中国老年学杂志，2019，39（16）：3916-3920.

[4] 吴丹. 神经电生理检查对糖尿病神经病变的诊断价值 [J]. 吉林医学，2017，38（2）：225-226.

[5] MUDUMBI J, NTWAMPE S, MEKUTO L, et al. The role of pollu-tants in type 2 diabetes mellitus (T2DM) and their

prospective impact on phytomedicinal treatment strategies[J].Environ Monit Assess, 2018,190(5):262.

［6］　唐洁，宓轶群，孙旭妍，等.2 型糖尿病患者尿微量白蛋白水平与动脉粥样硬化的相关性研究［J］.现代生物医学进展，2018，18（17）：3260-3263.

［7］　LOU J, JING L, YANG H, et al. Risk factors for diabetic nephropathy complications in community patients with type 2 diabetes mellitus in Shanghai:Logistic regression and classification tree model analysis[J].Int J Health Plann Manage, 2019,34(3):1013-1024.

［8］　丁佐佑，陈增淦.血糖控制情况对糖尿病周围神经病变（DPN）患者下肢神经减压术疗效的影响［J］.复旦学报（医学版），2019，46（2）：256-260.

［9］　龙雯，施榕，贾丽丽，等.上海市社区 2 型糖尿病患者家庭医生签约管理效果评价［J］.中华全科医师杂志，2018，17（1）：21-25.

［10］　DARIVEMULA S, NAGOOR K, PATAN S K, et al. Prevalence and Its Associ-ated Determinants of Diabetic Peripheral Neuropathy（DPN）in Indi-viduals Having Type-2 Diabetes Mellitus in Rural South India[J].In-dian J Community Med, 2019,44(2):88-91.

作者：王黎，陈蕾，苏州市立医院

　　　梁娉娉，张凤，张蕴乐，苏州市姑苏区吴门桥街道润达社区卫生服务中心

　　　祁家俊，苏州大学附属第一医院

审稿：黄敏，苏州市立医院

社区综合治疗对糖尿病患者的血糖控制效果分析

本文探讨社区综合治疗对糖尿病患者的血糖控制效果。选取苏州高新区阳山社区卫生服务中心2018年1月至2019年1月收治的63例糖尿病患者，进行社区综合治疗及随访管理，分析患者血糖的控制效果。在给予患者药物治疗和随访管理后，患者空腹血糖值、饭后2 h血糖值及糖化血红蛋白值均较干预前显著降低，干预后患者的糖尿病知识认知率明显高于干预前，患者的依从率高于干预前。对糖尿病患者实施社区综合治疗能够提高其疾病认知度和依从性，将血糖有效控制在适宜范围内，值得推广应用。

糖尿病是因胰岛素作用障碍或分泌缺陷造成的一类具有慢性高血糖特点的代谢性疾病。糖尿病的发病率逐年增加，已成为影响我国人民健康的常见疾病之一。病因多、发病率高是糖尿病的主要特征。现阶段临床以药物治疗为主，但糖尿病的发生、发展与生活、饮食习惯均密切相关，若患者不加以注意则无法有效控制病情。对此，本文采取社区综合治疗的方式对糖尿病患者进行治疗，旨在探究此治疗方法对疾病的效果，具体如下。

一、资料与方法

（一）一般资料

选取苏州高新区阳山社区卫生服务中心2018年1月至2019年1月收治的63例糖尿病患者为研究对象，其中，男39例，女24例，年龄39~75岁，平均年龄（56.7±3.1）岁。

（1）纳入标准：符合糖尿病的临床诊断标准；知情并同意参与本研究。

（2）排除标准：存在神经功能异常疾病者；伴有其他脏器严重损害者；配合度不高者。

（二）方法

所有患者均给予糖尿病对症治疗和随访干预指导。在整个随访工作中进行护理评估，明确患者存在的健康问题，制订相应的治疗方案和管理干预计划，给予患者针对性的随访指导。建立专业性强的随访小组，在随访期间依照每位患者的具体病况为其制订并调整相应的糖尿病管理方案，内容涵盖健康宣导、用药指导、饮食干预、运动指导及自我病情监测。在进行干预治疗前，需要为每位患者建立个人档案，医护人员应对综合评估中具有阳性标识的项目重点评定，且将此内容纳入重点干预范围。具体的干预指导措施如下。

（1）健康宣教：医护人员向患者讲解糖尿病相关专业知识及公共卫生保健的重要性，让患者了解糖尿病的发生、发展原因，治疗过程，注意事项及预后，同时还需告知患者糖尿病为终身性疾病，治疗需要持之以恒。在患者了解自身疾病的基础上，医务工作者为其发放糖尿病知识手册以便患者随时阅读。

（2）医学营养治疗：对于2型糖尿病患者而言，尤其是超重者，此干预措施有利于其降低体重，改善脂、糖代谢紊乱等问题，从而减少药物使用量。须根据公式计算出每位患者每日所需的总热量，对于孕妇、儿童等特殊人群可酌情加量，肥胖者减量。指导患者健康科学的饮食方法，每日总摄入蛋白质至少有1/3来自动物蛋白以确保必需氨基酸的供应；脂肪摄入量应占全部热量的30%，每日进食胆固醇的含量不应超过300 mg。同时，还应适当进食可溶性膳食纤维以减慢食物吸收，控制饭后血糖峰值，还可预防便秘。每天进食的纤维素含量应不少于40 g，建议进食根块类、绿色蔬菜类等含糖低的蔬菜瓜果。

（3）运动指导：对于1型糖尿病患者而言，在胰岛素不足的情况下锻炼可以加大葡萄糖输出从而使血糖增高，反之则可能引起低血糖，故应告知患者将锻炼时间选在饭后，运动强度及时长适

中，以打太极、慢跑、散步等有氧运动为主。

（4）自我病情监测：指导患者使用血糖计，每 3～6 月进行复查，了解病情控制状况和与糖尿病相关的神经、眼底状况。医护人员每 2 周对患者进行电话或实地随访，主要了解患者的血糖控制情况，用药、饮食、生活等方面的遵医依从性。在干预后期，医护人员采用自制问卷对患者进行糖尿病知识调查。

（三）统计学方法

选择 SPSS 17.0 软件进行统计学分析，计量资料利用（均数±标准差）（$\bar{x}±s$）表示，组间比较采用 t 检验，计数资料以率（%）表示，组间比较采用 X^2 检验，$P<0.05$ 代表差异显著。

二、结果

1. 干预前后患者血糖及糖化血红蛋白指标值对比

干预前患者的空腹血糖值、饭后 2 h 血糖值及糖化血红蛋白值分别为（9.12±1.25）mmol/L、（14.97±3.48）mmol/L、（12.36±2.37）%；干预后患者的空腹血糖值、饭后 2 h 血糖值及糖化血红蛋白值分别为（6.10±1.06）mmol/L、（8.37±1.96）mmol/L、（6.59±1.22）%。干预后患者的上述指标值均较干预前明显下降，差异具有显著性（t 值分别为 = 19.372、13.116、17.181，P 均 <0.001）。

2. 干预前后患者依从性对比及糖尿病知识知晓率对比

干预后患者的依从率为 96.83%（61/63），干预前为 80.95%（51/63）。干预后患者的糖尿病知识知晓率为 93.65%（59/63），干预前为 71.43%（45/63）。干预后患者的依从率及糖尿病知识知晓率显著高于干预前（$X^2 = 8.036$、$P = 0.005$）。

3. 干预前后患者糖尿病知识评分对比

干预前患者的糖尿病知识评分为（79.13±5.68）分，干预后为（90.45±6.97）分。干预后的评分明显高于干预前（$t = 9.993$，$P<0.001$）。

三、讨论

近年来，糖尿病的发病率逐年上升，对患者的生活质量造成严重不利影响。在治疗糖尿病的过程中，除药物干预外，患者日常生活中的自我管理也对该病有重要影响。从此角度而言，提升患者对糖尿病的知识掌握水平有助于加强其对血糖的控制。

本文重点探讨了社区综合治疗对糖尿病患者的影响作用，从健康宣教、生活饮食指导、病情监测等多方面实施干预，患者的遵医依从性及糖尿病认知程度明显提高，其空腹血糖值、饭后 2 h 血糖值及糖化血红蛋白值相较于干预前显著降低。由此得出，在对患者进行系统干预治疗后，能够有效改善其临床症状，提高其生活质量。

四、体会

糖尿病的治疗应是全方位、综合性的，社区综合治疗能够使患者提高对自身疾病的认知从而提升治疗配合度，在自主病情监测和自我生活管理方面均有明显改善。同时，专业医护人员帮助制订具体的饮食、运动指导方案能够协助糖尿病患者在日常生活中更有效地自我管理，进而有效控制血糖水平。

综上所述，对糖尿病患者实施社区综合治疗能够提高其疾病认知度和依从性，将血糖有效控制在适宜范围内，值得推广应用。

参考文献

［1］ 张曦丹. 社区 2 型糖尿病患者综合治疗和强化管理的疗效分析［J］. 检验医学与临床，2015（14）：2090-

2092.

［2］ 董泽涛．社区治疗和强化管理对 2 型糖尿病患者 84 例的临床疗效分析［J］．中外医学研究，2013（35）：12-12，13.

［3］ 董柳菊．药物联合饮食控制、运动疗法治疗社区糖尿病的疗效分析［J］．中国保健营养，2019，29（3）：236.

［4］ 胡仁山，杨辟坚，孔锦辉．2 型糖尿病患者中医非药物综合方案社区干预效果研究［J］．中国现代药物应用，2018，12（17）：193-195.

［5］ 申丽君，黄成凤，孔英．广州市红山街社区 2 型糖尿病服务包的管理效果研究［J］．中国全科医学，2019，22（13）：1608-1612.

作者：马晓冬，苏州高新区阳山社区卫生服务中心

骨密度筛查在糖尿病性骨质疏松症患者中的临床应用分析

本文分析骨密度筛查在糖尿病性骨质疏松症患者中的临床应用。2 型糖尿病（T2DM）属于临床常见病，可引起骨骼、血管、神经等多系统并发症，骨质疏松症是其常见的并发症之一。糖尿病性骨质疏松症患者主要表现为骨代谢异常、骨脆性增加，易发生骨折。选取 2021 年 1 月至 2021 年 12 月在本辖区内签约慢病管理的 T2DM 患者作为筛查对象，其中，男性 281 人，女性 252 人，年龄最大 85 岁，最小 32 岁，平均年龄 63.72 岁，糖尿病病程<5 年 191 人、病程 5~10 年 202 人、病程>10 年 140 人。对所有筛查对象给予超声骨密度仪检测（测量跟骨骨密度）。结果显示，骨密度超声检测骨量正常（T 值>-1）有 103 人，占 19.32%；骨量减少（$-2.5 \leqslant T$ 值$\leqslant -1$）有 212 人，占 39.77%；骨质疏松（T 值<-2.5）有 218 人，占 40.91%。本研究显示，糖尿病性骨质疏松症与患者的年龄、病程有密切关系，随着年龄的增长、病程的进展，骨质疏松症的发病率明显增加。骨骼已被认为是糖尿病并发症的重要靶器官，使用超声骨密度仪检测并进行糖尿病性骨质疏松症的筛查，优越性在于无放射性、价格低廉、易于携带，适合于基层使用，为基层糖尿病慢性并发症筛查工作提供可靠的临床诊疗依据。

据我国统计局第 7 次全国人口调查数据可知，中国老年人人口占据总人口的 18.7%，也就是 60 岁以上的老年人人口数量大约为 2.64 亿，其中有 30%左右的老年人患有 T2DM。在全球范围内，糖尿病发病率呈现直线上升趋势，其慢性并发症对患者的健康具有严重的危害性。糖尿病性骨质疏松症的发病率相对较高，由于骨质疏松症极易引起患者骨折，致残性相对较高，不利于患者的治疗和康复，也增加了患者的治疗费用。骨质疏松症是一种以骨量低、骨组织微结构破坏、致骨脆性提升、易出现骨折为特点的全身性疾病，其骨折损害性非常大，是老年 T2DM 患者致残及致死的一个关键因素。在出现髋部骨折以后一年之内，有 20%的患者会在各种并发症中死去，约有 50%的患者致残，大大降低了患者的生活质量。此外，骨质疏松症和骨折的医疗护理，需要的人力、物力和财力资源比较多，会增加家庭及社会负担。筛查与分析社区糖尿病性骨质疏松症高危人群的骨密度，将有利于提升糖尿病患者预防骨质疏松的能力，从而增强糖尿病性骨质疏松症的防治能力。

一、对象和方法

（一）对象

研究人群为 2021 年 1 月至 2021 年 12 月在本辖区内签约慢病管理的 2 型糖尿病患者，共 533 例，其中，男性 281 例，女性 252 例，<50 岁的有 47 例，50~65 岁的有 254 例，>65 岁的有 232 例；病程<5 年的有 191 例，病程 5~10 年的有 202 例，病程>10 年的有 140 例。

（二）方法

对研究人群给予超声骨密度仪检测（测量跟骨骨密度）。骨密度是骨质量的一个重要标志，反映骨质疏松程度，是预测骨折危险性的重要依据。现阶段超声骨密度仪检测在骨质疏松风险人群的筛查以及骨质疏松性骨折的风险评估中应用广泛，但还不能在骨质疏松症的诊断及药物疗效判断中应用。超声骨密度仪检测的评价标准：T 值>-1 提示骨量正常；T 值在-1~-2.5 之间提示骨量减少；T 值<-2.5 提示骨质疏松。

二、结果

超声骨密度仪检测结果：骨量正常有 103 人，占 19.32%；骨量减少有 212 人，占 39.77%；骨质疏松有 218 人，占 40.9%。详见表 50。

表50　骨密度检测结果

		总数/例	骨量正常/［例（%）］	骨量减少/［例（%）］	骨质疏松/［例（%）］
性别	男	281	60（38.79%）	109（38.79%）	112（39.86%）
	女	252	43（17.06%）	103（40.87%）	106（42.06%）
年龄	<50 岁	47	17（36.1%）	17（36.1%）	13（27.6%）
	50~65 岁	254	50（19.6%）	117（46.0%）	87（34.2%）
	>65 岁	232	36（15.5%）	78（33.6%）	118（50.8%）
病程	<5 年	191	45（23.56%）	77（40.31%）	69（36.13%）
	5~10 年	202	35（17.33%）	75（37.13%）	92（45.54%）
	>10 年	140	23（16.43%）	60（42.86%）	57（40.71%）
	总体	533	103（19.32%）	212（39.77%）	218（40.90%）

三、讨论

近几年，我国人民生活得到了很大改善，但同时工作压力也随之增加，生活与作息等都出现了巨大改变，T2DM 的发病率逐渐增加。伴随着社会老龄化的进展，骨质疏松症已成为危害人类健康的关键问题之一，造成沉重的家庭及社会负担。相关研究预测往后的 30 年之内，骨质疏松性骨折将占全部骨折病例的 50%以上。骨质疏松症分级诊疗的基本诊疗模式是基层首诊、双向转诊、急慢性病治疗、上下级联动，逐步实现各级各类医疗机构有序转诊，实现指导患者就医、规范治疗、降低骨质疏松症和骨质疏松性骨折的发病率和死亡率。本研究结果显示 T2DM 患者合并骨质疏松症的发病率高，将 T2DM 患者的血糖管理工作做好，积极控制其原发疾病，引导患者定期到医院复查，定期检测患者的骨密度及骨代谢相关指标，分析患者骨质疏松症的变化，在第一时间调整治疗方案，避免严重的骨质变化增加的骨折风险。同时，指导 T2DM 患者在规范化治疗的前提下进行合理的体育锻炼，根据患者的心肺功能、基础疾病、爱好等选择合适的体育锻炼方法，以提升身体的骨代谢，缓解骨质疏松症的进展。

总而言之，T2DM 患者容易并发骨质疏松症，应给予足够的关注，积极实施相应干预措施，全面控制骨质疏松症进展，以降低或避免骨折，进而全面保障 T2DM 患者的生存质量。

参考文献

［1］罗丽琨，孙丽.2 型糖尿病患者骨代谢与骨密度关系的研究现状［J］.医学综述，2022，28（12）：2471-2475.

［2］史婧儒，王雨荷，赵宏艳，等.糖尿病性肾病与糖尿病性骨质疏松症微血管病变的研究［J］.中国骨质疏松杂志 2022，28（6）：844-847.

作者：徐秋芳，姚振华，陈婷珺，江苏省昆山市千灯镇社区卫生服务中心

审稿：周玲，江苏省昆山市千灯镇社区卫生服务中心

家庭医生签约管理老年性骨质疏松症患者的效果探究

本文探究老年性骨质疏松症患者接受社区家庭医生签约的健康管理对提高健康知识认知、缓解疼痛度的效果。样本均选自在苏州高新区狮山街道社区卫生服务中心接受治疗的老年性骨质疏松症患者，共计收录 40 例，在 2020 年和 2021 年对 40 例患者实施家庭医生签约下的健康管理，分别对这 40 例患者于家庭医生签约健康管理前（2020 年）、家庭医生签约健康管理后（2021 年）对骨质疏松症健康知识的掌握情况进行评价，比较在家庭医生签约健康管理前后该 40 例患者在疼痛感、生活质量方面的组间差异。2021 年开展家庭医生签约健康管理后，患者对骨质疏松症知识掌握情况相对于 2020 年家庭医生签约健康管理前更优，评分更高。开展家庭医生签约健康管理后，患者在疼痛感、生活质量方面明显改善。老年性骨质疏松症患者接受社区家庭医生签约健康管理，有利于提高患者健康知识认知，缓解患者疼痛。

骨质疏松症是一种较为常见的老年代谢性骨疾病，是由多种原因引起的骨质量和骨密度下降，临床表现主要为骨折、四肢及腰背疼痛、脊柱变形等，给患者带来了极大的痛苦。积极有效的治疗措施，能有效改善患者临床症状，缓解患者疼痛程度，提高患者生活质量。基于此，本文探究了老年性骨质疏松症患者接受社区家庭医生签约健康管理对提高患者健康知识认知、缓解患者疼痛度的效果。

一、资料与方法

（一）一般资料

2020 年、2021 年苏州高新区狮山街道社区卫生服务中心根据高新区社会事业局下发《苏州高新区医疗协同服务经费办法》等文件要求，开展了骨质疏松症的筛查和管理。本人负责的全科团队，包括全科医生 2 名（负责知识、量表问卷，转诊高新区人民医院进行双能 X 线检查）、社区护士 2 名（骨密度超声检查）、公卫人员 1 名（负责健康宣教），药剂人员 1 名（负责电话随访用药）。

样本均选自在我社区接受治疗的老年性骨质疏松症患者，共计收录 40 例，均收录于 2020 年、2021 年期间。在苏州市"531"健康行动倍增计划骨质疏松症筛查工作中，怀疑有骨质疏松症的人群免费转诊至高新区人民医院进行双能 X 线检查，在高新区人民医院确诊为原发性骨质疏松症后，再转诊社区进行管理和治疗。我团队负责家庭医生签约规范管理用药，并进行健康宣教、知识问卷调查、VAS/生活质量量表筛查。2021 年给予患者复查双能 X 线，同时再予患者知识问卷调查、VAS/生活质量量表筛查。样本均为女性患者，年龄 51～81 岁，平均年龄（62.98±7.40）岁。

（二）方法

开展家庭医生签约健康管理，社区内通过定期举办骨质疏松症知识小讲座来进行健康知识宣教。在社区管理工作中建立微信平台，让患者及其家属加入微信群，并定期推送疾病相关视频以及图文，充分应用微信平台进行远程管理，确保知识宣讲工作的有效性。同时，强化骨质疏松知识专题内容，包括用药指导、饮食指导、生活方式指导和运动指导。饮食指导方面，叮嘱患者在日常饮食中增加蛋白质和钙的摄入；生活方面，告知患者戒烟戒酒，限制咖啡、茶等物质的摄入，并叮嘱患者每日晒太阳时间不得小于 30 min；运动方面，叮嘱患者长期保持低强度的运动形式，逐渐建立耐受；告知患者在日常生活中，安装坐便器，铺防滑砖，安装扶手、扶梯等装置，预防跌倒后骨折。

（三）观察指标

健康知识认知评价：以 30 分为满分，评价社区老年性骨质疏松症患者对疾病知识的了解程度，分别从骨质疏松症的危险因素、饮食知识以及运动知识三个方面进行评估，每方面满分值为 10 分。

应用 VAS 量表，评价患者管理前后的疼痛感，满分 10 分，分值与疼痛感呈正相关；应用 SF-36 量表，评价患者管理前后的生活质量，满分 100 分，分值与生活质量呈正相关。

（四）统计学方法

应用统计学软件 SPSS 23.0 进行数据处理。以（均数±标准差）（$\bar{x}\pm s$）表示计量资料，组间比较采用 t 检验；以率（%）表示计数资料，组间比较采用 χ^2 检验。$P<0.05$ 表示具有统计学意义。

二、结果

（一）比较管理前后患者骨质疏松症知识的掌握情况

管理后患者对骨质疏松症知识掌握情况相对于管理前更优，评分更高，$P<0.05$。详见表 51。

表 51　管理前后患者骨质疏松症知识的掌握情况对比

组别	例数/例	危险因素/分	饮食知识/分	运动知识/分	总分值/分
管理前（2020）	40	8.43±1.52	8.80±1.24	8.15±1.65	24.93±4.50
管理后（2021）	40	9.15±0.83	9.67±0.52	9.28±0.60	28.04±3.15
t	—	2.636 6	4.099 2	4.075 9	3.595 1
P	—	0.010 1	0.000 1	0.000 1	0.000 6

（二）比较管理前后患者的疼痛程度和生活质量

给予社区家庭医生签约管理后，患者的疼痛程度、生活质量比管理前明显改善，$P<0.05$。详见表 52。

表 52　管理前后患者的疼痛程度和生活质量对比

组别	例数/例	VAS 评分/分	SF-36 评分/分
管理前（2020）	40	4.63±1.20	67.33±12.10
管理后（2021）	40	3.15±1.02	50.33±15.70
t	—	0.421 0	0.180 7
P	—	0.006 8	0.016 5

三、讨论

目前临床尚未有治愈骨质疏松症的方法，因此，预防比治疗更重要。现如今临床治疗方案多样，能够有效缓解骨质疏松症患者的疼痛程度，一定程度上提高其生活质量，改善其预后水平，但是仍有许多老年患者对骨质疏松症不够重视。这主要是因为老年人群对骨质疏松症的相关知识了解程度较低，认知不足，不能充分意识到不良的生活习惯、饮食习惯都有可能会导致骨质疏松症的发生，甚至骨质疏松症患者也会因为不良的生活习惯、饮食习惯而导致病情进展。相关研究证明，在社区内帮助患者改善不良生活习惯，能够有效降低疾病带来的痛苦程度，基于此，对社区骨质疏松症患者实施家庭医生签约健康管理，以期提高老年性骨质疏松症患者对疾病健康知识的认知程度，最终达到缓解患者疼痛、提高患者生活质量和预后水平的目的。

本次研究各项数据的比较结果显示，患者在家庭医生签约健康管理后对骨质疏松症知识的掌握情况相比于家庭医生签约健康管理前更优，评分更高。给予社区家庭医生签约健康管理后患者的疼痛程度和生活质量等均有明显改善。

综上所述，老年性骨质疏松症患者接受社区家庭医生签约的健康管理模式，有利于提高患者健康知识认知、缓解患者疼痛。

参考文献

[1] 管晶晶，陈宇，汤华冬，等．骨质疏松的健康管理发展现状及挑战［J］．中华全科医学，2021，19（10）：1729-1732.

[2] 秦彦，张静雅，苏丽娜，等．上海市社区深化老年人健康管理策略研究［J］．健康教育与健康促进，2021，16（4）：370-374.

[3] 郭书军，苗万坡，苗瀛方，等．洛阳市中老年人骨质疏松健康教育需求和自我管理行为调查［J］．实用预防医学，2021，28（5）：625-628.

[4] 李淑燕，贾勤，戴雅琴，等．"医、社、家三位一体"服务模式在老年骨质疏松患者健康管理中的应用研究［J］．护理与康复，2021，20（4）：97-101.

[5] 莫惠梅，肖丹丹，符蝶，等．老年慢性病知信行调查分析——以骨质疏松为例［J］．中国卫生事业管理，2020，37（10）：782-786.

[6] 邱佳萍．健康管理干预在社区老年患者骨质疏松症中的应用价值［J］．中国社区医师，2020，36（27）：181-182.

作者：王靖，苏州高新区狮山街道社区卫生服务中心

家庭病床服务对社区老年慢性疾病患者健康管理的体会

家庭病床服务指对病情允许且需要连续治疗，又需要依靠医护人员上门服务的患者，在其家中设立病床，由指定医护人员定期查床、治疗、护理，并在特定病历上记录服务过程和服务方式。家庭病床服务根据社区签约居民健康档案和慢性病状况，开展延伸于医疗机构外的健康管理服务，满足辖区内行动不便且需要连续性医疗照护服务患者的健康需求，延缓病情进展，提高其生活质量。2020 年起，苏州市高新区以财政提供资金保障推进家庭病床服务，全面建设健康高新区。苏州科技城社区卫生服务中心选取了 37 例符合建床要求人群进行管理，现分析如下。

一、资料与方法

（一）一般资料

挑选 2019 年本中心出院患者 20 例，以及上级医院出院患者 17 例作为建床对象。所有患者满足以下任意一种情况。① 苏州市职工医疗保险门诊特定项目之家庭病床收治对象：年满 60 周岁以上，符合住院指征需要住院，但因患心脑血管疾病、老年痴呆、晚期恶性肿瘤等疾病长期瘫痪在床而行动不便，住院确有困难者。② 社区卫生服务机构可收治的家庭病床服务的其他对象：高血压病Ⅲ期有并发症需要住院治疗且能在家中治疗的患者；确诊糖尿病并发症，或需要监测血糖及调整降糖药物用量者；慢性支气管炎急性发作、肺气肿、肺心病（心功能差、行动不便者）；老年衰竭或各种慢性病伴发各种并发症不愿住院治疗者；中晚期肿瘤患者姑息治疗（临终关怀）、放化疗间歇期支持治疗者；心脑血管疾病遗留后遗症（功能障碍或残疾），须进行肢体康复的患者；骨折患者（长期卧床、需要家庭治疗者）。

（二）方法

首先，家庭医生和建床居民签订家庭病床服务协议，告知双方职责和要求；其次，家庭医生填写苏州市社会医疗保险参保人员门诊特定项目登记表，向医保中心和社管中心报备，取得同意；最后，家庭医生根据患者的健康状况建立一份家庭病床病历，病历要求对照 SOAP 模式，对患者当前所患疾病及整体健康状况进行评估，并对疾病风险进行评判，制订干预方案。建立家庭病床后，家庭医生及其团队对患者进行每周一次上门巡诊，进行体格检查、相关指标检测、健康评估、健康指导、治疗方案制订等，根据家庭病床患者具体需求，提供诸如伤口换药、保留导尿、留置胃管、康复锻炼、心理疏导等个体化服务。新冠疫情期间通过电话随访，提供健康宣教、代配药服务。

二、结果

签订家庭病床服务协议的患者疾病种类构成如表 53 所示。56.76% 的患者主要病种为脑梗死后遗症，且伴有高血压、糖尿病；13.51% 的患者主要病种为慢性阻塞性肺疾病，且伴有心功能衰竭；其他患者的主要病种涉及脑出血后遗症、糖尿病足、股骨骨折、慢性肾衰竭、食管癌术后、多发性骨髓瘤、冠心病支架植入等。

表 53　家庭病床患者疾病种类

主要病种	伴随病种	例数/［例（%）］
脑梗死后遗症	高血压、糖尿病	21（56.76%）
脑出血后遗症	高血压、抑郁症	2（5.41%）
糖尿病足	高血压	1（2.70%）

(续表)

主要病种	伴随病种	例数/［例（%）］
慢性阻塞性肺疾病	心功能衰竭	5（13.51%）
股骨骨折	老年痴呆	2（5.41%）
慢性肾衰竭	高血压、糖尿病	2（5.41%）
食管癌术后	前列腺增生	1（2.70%）
多发性骨髓瘤	骨质疏松症	1（2.70%）
冠心病支架植入	高血压、高脂血症	2（5.41%）

家庭病床巡诊服务内容及次数如表 54 所示。血压测量 986 次，血糖测量 543 次，心肺听诊 986 次，胃管置入 12 次，导尿管置入 14 次，换药 6 次，代配药 24 次，药物调整处方 156 次。

表54　家庭病床巡诊服务内容及次数

服务方式	次数/次
血压测量	986
血糖测量	543
心肺听诊	986
胃管置入	12
导尿管置入	14
换药	6
代配药	24
药物调整处方	156

纳入家庭病床管理后，管理对象的健康状况如表 55 所示。管理一年后，所有患者的慢性疾病急性发作次数由 12 次减少至 3 次，再住院时间减少 2 个月，没有出现严重并发症，转上级医院减少至 7 次，平均个人医疗费用负担减少至 3 750 元。通过家庭病床管理，减少了疾病的急性发作频次，减轻了患者的经济负担，提高了患者的生活质量。

表55　纳入家庭病床管理后管理对象的健康状况

	管理前一年度	管理后一年度
慢性疾病急性发作次数/次	12	3
再住院时间/月	4	2
出现严重并发症/例	1	0
转上级医院/例	8	7
平均个人医疗费用负担/元	6 240	3 750

三、讨论

由于当前老龄化社会的快速到来及疾病谱的改变，很多患者的主要疾病负担及死亡原因都与慢性病有关，老年慢性病患者希望获得方便、有效、连续、综合的医疗和健康管理服务，家庭病床的需求较大。但本中心在实施过程中发现辖区居民普遍对家庭病床政策不了解，对家庭病床提供的医疗照护服务不了解，尚需要通过多种途径加大宣传，使老年人"老有所养、老有所医"。

家庭病床服务能够主动把患者的健康管理起来，把患者被动医疗要求变成主动巡诊，使患者得到连续的医疗服务，落实三级预防策略，增加了患者及家属的获得感，同时也提升了社区卫生服务能力。

苏州高新区对家庭病床提供政策及财政保障，对家庭医生及其团队上门巡诊提供出诊补贴，每次 50 元，不纳入绩效分配，多劳多得、优劳优得，提高了家庭病床服务团队成员的积极性。

通过家庭病床管理，增加了患者及其家属对疾病的认识，提高其健康自我管理能力，通过改变生活方式，减少了疾病的发病率，提高了患者的生活质量。

作者：蒋金，苏州科技城社区卫生服务中心

健康中国视域下医养康结合病区建设的探索与研究

——基于苏州市吴江区盛泽社区卫生服务中心安养病区的案例分析

随着人口老龄化的发展，社会医疗与养老问题日益严峻。本文通过对医养康结合的新型养老服务模式的探索，为进一步深化养老服务制度改革提供一些思考与建议。本文从医养康结合模式的重要性和必要性出发，从理论背景、优势特色、现存困境与思考等角度出发，对盛泽社区卫生服务中心安养病区建设案例进行分析总结。盛泽社区卫生服务中心安养病区实施了医养康结合的新型养老服务模式，为辖区老年人提供了多方位的医疗健康服务。依托社区卫生服务中心这一基层医疗平台，建设医养康结合病区，能实现医疗、养老、健康服务的有效衔接，优化资源配置，提升有限的医疗卫生、养老服务和健康管理资源的效能。

第七次全国人口普查公报显示，我国 60 岁及以上人口为 2.64 亿，占总人口的 18.70%，其中，65 岁以上人口为 1.90 亿人，占总人口的 13.50%。与此同时，罹患慢性病、失能、失智老年群体基数也显著上升，给我国的护理服务体系、社会养老服务制度、卫生健康资源配置带来了极大挑战。吴江区统计局发布的吴江区第七次全国人口普查公报指出，2020 年底吴江区 60 岁及以上户籍老年人口占比为 28.1%，60 岁及以上常住人口老龄化率在苏州市排第五。吴江区处在由轻度老龄化社会向中度老龄化社会转变的阶段，养老模式革新势在必行。

一、医养康结合理论和模式

（一）医养康结合理论

2013 年《国务院关于加快发展养老服务业的若干意见》中首次提出，积极推进医疗卫生与养老服务相结合，推动医养融合发展。与此同时，患慢性病、失能、失智人群基数也在增加，预计 2030 年我国失能老人将超过 7 700 万，这将给我国的公共服务供给、社会保障体系带来极大挑战。中央政府不断完善医养结合相关政策，最终转向医养康一体化的整合模式。医养康结合是解决当前老龄社会医疗和养老问题的创新性模式，也是健康中国建设的重要内容之一。

（二）医养康结合模式

我国现行的医养结合养老模式主要有三种：由养加医（养老机构增设医疗服务）、从医延养（医疗机构扩展养老服务）和医养协同（医疗机构与养老机构融合）。在此基础上，医养康结合模式把康养这一重要环节也提升至政策范畴，对医疗和养老的深度结合提出了细化要求。这里的"医"包含预防保健、诊疗护理、临终关怀等服务内容，"养"包括心理照护、文化娱乐、人文关怀等服务内容，"康"包含康复指导、功能锻炼、适应性训练等服务内容，即通过采取综合的照护措施，向慢病、失能、癌症晚期等老年群体提供集医疗、养护、康复于一体的持续性服务。

二、盛泽社区卫生服务中心创建安养病区的案例分析

（一）运行情况

吴江区现有两家三级医院康复医学科，一个苏州市重点学科，但基层养护、康复领域则空缺偏大，多元化医养康融合项目可在辖区内填补这块空缺。盛泽社区卫生服务中心推进医、养、康三位一体健康养老模式，得到了江苏省卫生健康委员会的高度认可，入选了 2022 年江苏省老年健康服务优秀案例，荣获特等奖。以下对其运行情况进行分析，总结其优势及发展困境，探讨基层社区卫生服务机构医养康服务改革的发展策略，为医养康养老服务体系的完善提供参考。

1. 资源配置

盛泽社区卫生服务中心安养病区前身为江苏盛泽医院乐龄护理院，自2006年开办以来，从十几张床位增加到现核定床位99张。中心安养病区针对老年患者的特点，充分利用江苏盛泽医院的医疗、护理、康复、教育培训等优势资源，不断完善设备及诊疗、护理、康复技术。目前医疗服务团队人员配备充足，共有全科医师33人，中医师12人，康复医师3人，护士88人，是结合了盛泽社区卫生服务中心实际情况，不断优化资源配置而建立的适合老年人的全新医学管理模式病区。

2. 入住情况

中心安养病区自开办以来，受到了广大老人群体尤其是伴有慢性病的老人欢迎。从2006年养老病区创立至今，入住老人人次呈逐年上升趋势，从最初的十几张床位到现已有实际床位156张，且床位平均使用率达到86%，平均住院日也有逐年上升趋势，入住人员基本达到饱和。

（二）特点分析

1. 推进老年病房亚专科建设

中心安养病区在推进老年综合评估的基础上，按照老年综合征进行亚专科建设，例如，老年疼痛亚专科涵盖肿瘤、骨质疏松症、骨关节病等领域，老年衰弱亚专科涵盖营养不良、肌肉减少症等领域，老年心身障碍亚专科涵盖老年抑郁、老年期痴呆、失眠等领域。在江苏盛泽医院专家团队的支持下，组建多学科团队不断完善相关老年病领域的诊疗。

2. 发展中长期照护病房

老年期痴呆包括阿尔茨海默病、血管性痴呆等，已成为导致老年人失能的主要问题之一，其他如恶性肿瘤晚期、卒中后遗症等，最终都会导致患者生活自理能力丧失。中心安养病区利用先进的设备、科学的治疗措施，同时实行同组责任制整体医疗护理模式，进行PNA排班，从而更好地改善患者症状，提高生活质量。针对终末期患者，设置了专门的安宁疗护病房，在身体及心理上给予患者人文关怀，减轻患者身心痛苦，减轻家属负担，现已成为当地基层老年护理的标杆。

3. 发展老年医学特色康复板块

围绕着功能恢复这一核心，中心先后邀请美国医学科学院院士励建安教授，江苏省康复医学会会长许光旭教授亲临现场指导康复工作，设置"疼痛中心""血栓中心""肺功能康复中心"三大中心，配置各种基础理疗、康复设备，集合已有的三大康复中心对入住老年患者实施全面的、连续的、多因素的强化干预治疗，使老年患者尽可能地恢复自理能力，立志成为吴江地区老年康复医学的"领头羊"。

4. 融合中医药特色

中医有着丰富的老年养生理论经验和方法，具有医、养、防为一体的优势，对于指导老年人进行疾病防治和康复保健，实现健康养老具有重要的现实意义。中心安养病区利用吴江区名中医沈兆熊主任中医馆平台优势，整合养老和中医药医疗两方面资源，开展中药饮片、拔罐、针灸、推拿、耳穴、敷贴、熏蒸等中医药技术诊疗，同时开展膳食、起居、功法运动等养生保健知识指导，打造集医疗护理、康复训练、中医药保健于一体的养老模式，实现了现代康复与传统康复的结合。

三、现存困境与思考

1. 信息化系统建设尚不完善

在医疗联合体建设工作的推动下，各级医疗机构在三级医院的带领下，优化医疗资源配置，强化社区卫生机构能力建设，为辖区内群众提供便捷的医疗服务。然而，目前医养、医疗主体之间仍存在信息分离，造成医疗和养老资源的数据无法共享。因此，应加强医联体沟通合作，深化信息系统建设，以联结大数据医疗信息系统，建立健康信息共享机制，搭建远程医疗服务平台，完善老年群体健康数据库，为开展医养结合提供数据保障。

2. 养老服务人力资源不足

医疗与康护相结合的新型养老模式对相关工作人员的知识储备、技术能力、服务意识等都提出了更高的要求，然而因社会观念、职级晋升、福利待遇等因素的影响，专业人才仍十分紧缺。现有护理员年龄偏大，文化程度、技术水平与服务能力参差不齐，各级部门应加强专业技能培训，建立养老服务专职人员从业资格鉴定和考核体系，提升老年群体的满意度。

3. 人才队伍配置相对单一

当今社会医疗模式已由简单的病因治疗转变为生物-心理-社会医学的综合治疗，老年人的心理健康与幸福指数同样不可忽视。中心在提供文娱活动、座谈讲座等活动的同时，仍应完善队伍建设，引进营养师、心理医生等专业人员，针对不同病种的老年人制订个性化的营养膳食方案，关注老年患者的心理健康问题，同时鼓励更多的社会志愿群体参与到医养康工作中来，加强社群沟通，丰富日常生活。

四、总结

在健康中国战略背景下，为了有效应对我国老龄化的发展趋势，维护社会稳定，促进国家有序发展，提升广大老年群体的幸福感、获得感、安全感，使其安享幸福晚年，中心病区在未来建设发展工作中，应不断提高医疗护理水平，不断引进新思路、新方法，继续加大人才培养力度，完善服务考评机制，加大信息建设投入，多元融合，为广大老年群体提供更优质的医养康服务，真正做到老有所依、老有所养、老有所乐。

参考文献

[1] 谭睿. 中国老年人口失能状况及变化分析：基于第六次、第七次全国人口普查数据 [J]. 卫生经济研究，2023，40（3）：6-11.

[2] 刘厚莲. 中国老年人口健康状况变动：基于第六次、第七次全国人口普查数据的分析 [J]. 老龄科学研究，2023，11（2）：1-14.

[3] 汪秀梅. 基于需求的社区养老服务精准配置：以苏州市吴江区为例 [J]. 城市建筑空间，2022，29（11）：93-95.

[4] 朱巍巍. 我国养老服务业发展史上的重要里程碑：国务院出台《关于加快发展养老服务业的若干意见》 [J]. 中国民政，2013，535（10）：4-10.

[5] 陈双进，赵鸿森，朱青等. 基于中医养生特色的医养结合模式的思考 [J]. 江西中医药，2023，54（4）：15-17.

[6] 章紫娟，范雅烨，高娟萍. 中医药参与医养结合养老模式的效果 [J]. 中医药管理杂志，2021，29（21）：205-207.

[7] 贺坤，戴丽，翟超越，等. 加拿大机构养老体系对我国医养结合发展的启示 [J]. 卫生软科学，2021，35（1）：94-97.

[8] 王海鹏，柴晓芸，盛俊宇，等. 区域医联体模式下大数据医疗和智慧养老相结合精准服务模式研究 [J]. 中国医院，2021，25（12）：1-3.

作者：戴熙晨，涂曼丽，朱跃琪，苏州市吴江区盛泽社区卫生服务中心
审稿：蔡婷婷，苏州市吴江区盛泽社区卫生服务中心

模拟契约服务在全科医师规范化培训中的应用效果

本文探讨模拟契约服务（家庭医生签约服务）在全科医师规范化培训中的应用效果。选取 2019 年 1 月至 2019 年 12 月在昆山市柏庐社区卫生服务中心进行全科医师规范化培训的学员 20 名，将其分为观察组（10 名）和对照组（10 名），对照组完全参照大纲进行轮岗培训，观察组参加模拟契约服务项目，服务对象为高血压、糖尿病签约患者，共计 30 例，评估培训前后学员临床业务能力、沟通能力、人文关怀的良好率以及在工作积极性、问题解决能力等方面的自我评估结果。观察组学员经模拟家庭医生签约服务的全科医师规范化培训后，临床业务能力优良率为 90%，人文关怀优良率为 100%，沟通能力优良率为 90%，均高于常规全科医师培训的对照组学员。且观察组学员培训后在工作积极性、问题解决能力、理论联系实践能力、人际沟通能力及责任心等方面的情况也明显好于对照组。将模拟家庭医生签约服务应用于全科医师规范化培训中，可以提升学员的沟通能力和临床业务能力，还有助于提高其工作积极性、理论结合实践能力等等，有良好的培训反馈。

家庭医生制在我国实施时间较短，但目前已进入快速普及和推广阶段，这是一种以全科医师为载体，社区为范围，家庭为单位，将健康管理作为全面目标，并以契约的方式开展持续、安全、有效、舒适的卫生医疗服务的管理模式。在实施后的研究结果显示，家庭医生制不但能最大程度节约医疗成本，还能保证患者较高的依从性与满意度。鉴于当前对全科医师的需求量较大，全科医师规范化培训工作成为重中之重。本研究以 20 名参加培训的全科医师作为研究对象，面向 30 例糖尿病、高血压患者进行调查研究，探讨模拟家庭医生签约服务应用的效果，现报告如下。

一、资料与方法

（一）一般资料

选入的 20 名学员均进行为期一年的全科医师规范化培训，时间为 2019 年 1 月至 2019 年 12 月，将其分为观察组（10 名）与对照组（10 名）。观察组中，男 6 名，女 4 名，年龄范围为 20 岁~30 岁，平均年龄（25.7±2.2）岁。对照组中，男性 5 名，女性 5 名，年龄范围为 21 岁~30 岁，平均年龄（25.9±2.0）岁。对比两组学员的一般资料，各项数据无统计意义，有可比性。

（二）培训方法

对照组学员按大纲进行轮岗培训，观察组学员通过模拟家庭医生签约服务进行培训。每名带教老师管理 1~2 名学员，面向 30 例高血压、糖尿病患者及其对应的家庭签订模拟契约，确保患者及其家属了解培训期学员的情况，学员在与患者及其家属沟通时可提供免费医疗咨询服务，对于棘手的问题要及时向带教老师汇报，讨论后再告知患者。如患者需要转诊或持续住院治疗，则以契约内容为准获取优先照顾。在特定情况下，每一位学员保证每月主动与患者或其家属联系一次，每三个月进行一次家访，提供健康咨询意见并宣讲一些慢性病的防治知识，发放宣教材料。

（三）观察指标

采用本中心自制的调查问卷考评两组学员的临床业务能力、人文关怀及沟通能力。其中，临床业务能力包括：① 能够准确判断疾病，合理用药和转诊；② 能够清楚解释病情，告知检查、治疗项目及预后情况；③ 能够给患者提供科学的保健知识建议。人文关怀包括：① 服务过程注意保护患者隐私；② 主动顾及患者需求情况。沟通能力包括：① 耐心倾听患者症状与疑惑；② 尊重患者及其家属参与保健、治疗的权利，任何项目的选择与开展均确保患者有知情权。结合学员的表现将结果分为优秀、良好和一般，对比优良率。同样以问卷的形式调查学员的培训反馈意见，内容包括临床工作积极性的提升、临床思维能力的培养、解决实际问题能力的提升、理论与实践的结合、人

际沟通能力的提升、责任心的提高等，对比学员自我能力提升的反馈结果。

（四）统计学处理

采用 SPSS 24.0 软件处理本研究数据，计数资料以例数和百分率表示，组间比较采用 χ^2 检验，$P<0.05$ 表示差异有统计学意义。

二、结果

（一）学员相关能力指标对比

由表 56 可知，观察组学员业务能力、人文关怀与沟通能力的优良率均高于对照组，$P<0.05$。

表 56　两组学员临床业务能力、人文关怀和沟通能力比较

组别	例数/例	临床业务能力				人文关怀				沟通能力			
		优秀/例	良好/例	一般/例	优良率/%	优秀/例	良好/例	一般/例	优良率/%	优秀/例	良好/例	一般/例	优良率/%
观察组	10	5	4	1	90	6	4	0	100	5	4	1	90
对照组	10	1	3	6	40	2	4	4	60	2	2	6	40
χ^2	—	—	—	—	5.495	—	—	—	5.000	—	—	—	5.495
P	—	—	—	—	<0.05	—	—	—	<0.05	—	—	—	<0.05

（二）学员培训反馈对比

由表 57 可知，观察组学员的培训反馈比对照组的收效更好，$P<0.05$。

表 57　两组学员培训后反馈情况比较

项目	有帮助		帮助不大	
	观察组/例	对照组/例	观察组/例	对照组/例
临床工作积极性	9	6	1	4
临床思维能力	6	5	4	50
实际问题解决能力	10	7	0	3
理论联系实践能力	10	8	0	2
人际沟通能力	10	8	0	2
责任心	10	7	0	3

三、讨论

本研究结果显示，在全科医师规范化培训工作中采用模拟家庭医生签约服务的方式展开培训，学员的临床业务能力、人文关怀和沟通能力优良率较高，且学员普遍反馈自身的工作积极性、问题解决能力、理论联系实际能力、人际沟通能力得到提高。在我国逐渐推广全科医师家庭服务的大环境下，社会对全科医师的需求量增大，这也给当前全科医师的培训任务及其临床工作的质量提出更高要求。当前，对全科医师的培养工作中，除了要求其全面掌握临床技能外，还要让全科医师了解更多的公共卫生、社区疾病预防、社区保健等相关知识，结合心理学知识、管理学甚至社会学的内容全面提高其健康管理服务能力。所以通过培训，要求全科医师要具备发现和正确诊断患者疾病和病因的能力，在沟通及健康宣教中以专业的知识和负责任的态度改善患者的遵医行为，同时将医疗保健服务的观念引入患者的家庭中，提供连续、便捷且综合性的卫生服务。

综上所述，在全科医师规范化培训中应用模拟家庭医生签约服务将有助于提高培训效率和全科医师的综合能力。

参考文献

［1］ 张亮．医院和社区卫生机构间连续性医疗服务模型研究［J］．医学与社会，2015，24（5）：55-57．

［2］ 赵霞，鲁晓杰．综合性医院新职工三年规范化管理启示［J］．南京医科大学学报（社会科学版），2014，14（5）：397-399．

［3］ 温义涛．社区卫生服务的现状与对策探讨［J］．基层医学论坛，2015，19（3）：352-353．

［4］ 线福华．全科医生培养模式及其实施中相关问题的思考［J］．中国全科医学，2014，5（8）：2498-2501．

［5］ 高心妍，沙尔望，林红霞，等．住院医师规范化培训现状探讨［J］．齐齐哈尔医学院学报，2015，36（2）：258-259．

作者：肖禄华，叶淑芬，袁丽娟，闫俊芳，顾文，王秋艳，昆山市柏庐社区卫生服务中心
审稿：潘颖，昆山市柏庐社区卫生服务中心

浅谈区域医共体模式中适宜病种下转的实践与体会

本文探讨区域医共体模式中适宜病种下转的实施方式。回顾性分析了 2013 年至 2023 年所在县级三级综合医院与当地乡镇中心卫生院实施的区域医共体工作，通过调研和统计分析相关患者信息数据，选择适宜的转诊病种，明确病种转诊流程及实际操作，争取政府扶植政策，切实落实好工作。适宜病种下转可以加强镇级医疗资源的合理使用，减少患者诊疗费用支出及医保部门费用支付，为进一步深入开展分级诊疗工作打下了基础。

国家在深化城乡医院对口支援工作，提高县级医院区域医疗服务能力等方面采取了多项举措，强调了深化开展分级医疗和双向转诊工作的重要性，要求逐步形成基层首诊、分级医疗、双向转诊、急慢分治的就医格局。区域医共体模式作为一种新的携手扶持模式，借助主导医院的管理及医疗技术等综合优势，整合了医共体内医疗资源，实现了资源共享。对比既往分散稀疏型医联体合作模式，区域医共体模式注重加强医政管理、技术支援、本地人才培养等多方面措施的落实，有效提高了乡镇医疗技术的综合服务能力。本文回顾性分析了 2013 年至 2023 年所在县级三级综合医院与辖区内乡镇医院实施的区域医共体工作，对取得一定成效的下转适宜病种部分进行了总结，希望能为深化县级市分级诊疗及区域医疗共建工作提供一定的借鉴经验。

一、我院与乡镇医院实施的区域医共体模式

笔者医院为县级辖区内一家新晋三级甲等综合医院，承担着对当地基层卫生医疗机构对口援助的责任。2013 年起，根据当地卫健委发布的《关于推进紧密型医疗服务联合体建设的通知》，要求以本地二级、三级医疗机构为主体，紧密扶持联系一家乡镇中心卫生院，明确了医共体中双方的定位及责任。2019 年，当地卫健委再次深化改革，转换提升为区域医共体模式，我院与多家乡镇医院成立了区域医共体共建单位。双方在市政府和主管部门的扶持下，按照二级医院建设管理的目标及要求，重点对当地医院人才培养、发展规划、技术支持、医疗质量、护理及医院感染管理等方面加强合作。这种新模式下医疗资源的整合与流动，推动了优质资源的下沉，提升了基层医疗服务能级。

二、适宜病种下转方式的主要措施

（一）基本情况

2013 年携手的乡镇医院由政府投资新建，设备配置基本完善，发展瓶颈在于医院人力资源不足，诊疗技术水平有待提高，传统开展的医疗技术停滞不前，床位闲置，医疗资源使用率不足，尤其是普外科手术例数呈逐年下降趋势。主要有以下几点原因：① 本地交通便利，患者更倾向于选择城市内大医院。② 乡镇中心卫生院招聘设岗后仍存在招聘不足现象，人才培养梯队滞后。③ 原有医务人员年龄老化、流失，加之近年新招医生在外进行全科医师规范化培训，导致人力资源相对不足。作为医联体的上级医院，存在床位紧张，康复患者长期住院，疑难危重患者结构不合理等现象。分析现状，双方决定在传统支援项目的基础上，以开展适宜病种下转作为探索尝试。2019 年，卫健委进一步深化区域医共体共建模式，医院也进一步与辖区内多家医院开展区域共建模式，转诊得到进一步落实。

（二）具体做法

（1）适宜病种的确定。针对共建医疗机构的发展规划及医疗需求，结合我市支援医院优势及患者统计数据进行调研。通过分析笔者医院近年收治患者的疾病谱、居住地、医保就诊等基础数据，

选择适于双方开展的内、外科下转病种。发现有15%的康复患者、12%的胆囊结石患者、11%的急诊阑尾炎手术患者，28%的心脑血管、慢阻肺、糖尿病等慢性病患者来源于医共体乡镇医院服务辖区及周边区域。结合我院在本地的医疗优势科室、患者住院床位紧张及共建单位发展需求的现状，初步确定康复患者、胆囊结石手术患者、急性单纯性阑尾炎患者及内科传统慢性疾病患者作为开展适宜病种下转的突破点，分阶段落实。结合实际工作情况，允许增加乡镇医院能诊疗的适宜病种。

（2）细化转诊操作流程及配套服务。为切实做好下转患者的实施工作，我院与各医疗机构多次组织会商，签订双向转诊协议，明确了由医务科作为联系协调部门，细化适宜病种的无障碍衔接流程。具体包括：① 选择好适宜患者，主要选择在卫生院辖区及有意愿在当地治疗的患者。② 开展与病种有关的流程培训工作，包括下转医院的交通地理环境、入住科室的技术服务能力、治疗措施的有效保障、费用比较等情况的沟通解释工作。确保患者诊疗服务能力保持同质化。③ 根据适宜病种诊疗需求，完善当地医疗机构所需要的康复、手术等配套设备。落实卫生院对应科室的人员配备组成，确保转诊患者手术及康复的顺利进行。④ 提供便民服务措施，由上级医院提供必要的转诊车辆服务保障。注重患者转诊过程中的医疗安全。下转患者须经风险评估，其中，针对急性单纯性阑尾炎患者，必须经外科医生评估，取得患者同意，经双方医务处对接，由院方派车在半小时内送达至中心卫生院。⑤ 挂职及支援专家保留原单位门诊，对门诊适宜患者安排预约在当地医院进行诊疗，持续推进适宜疾病的下转工作。⑥ 逐步提升基药服务保障水平，确保治疗服务保障能力。

（三）政府扶持政策

建立了例会机制，及时交流协作，确保工作计划的有序推进，对工作中遇见的问题及时提出建议，并向上级部门汇报，争取政府政策的扶持。具体包括：① 药品目录的调整。原有基药政策实行以来，部分患者因缺少专科用药而前往大医院进行配药或者住院治疗，在主管部门的协调下，中心卫生院对原有基药目录进行扩容，并增加了非基药品种，基本满足了患者的治疗需求。② 积极协调部分医保政策，经与辖区内人力资源和社会保障部门协商，将住院患者可报销费用由1 800元调整至2 200元，门诊患者可报销费用由70元调整至80元，有利于减少由于医保政策导致适宜患者的不当转诊，客观上减少了医疗资源的浪费。③ 根据当地医院区域规划发展，重新评估人员岗位编制，为人力资源发展做好储备，逐步建设合理的医疗梯队。

三、实施效果评价

（一）分级医疗工作初步落实

自2013年启动运行此模式，经我院下转慢性康复住院患者平均约80 例/年，基本保证了当地医院开放10张康复床位的使用率。下转的胆结石手术患者约60 例/年，急性单纯性阑尾炎手术患者约30 例/年。内科慢性疾病序贯治疗患者比例逐步提升，相应病种占卫生院辖区内患者约20%。

（二）辐射作用

以开展适宜病种下转为核心，服务能力逐年提升，辖区内被援医疗机构各项指标均有增长，包括医疗业务收入倍增，门急诊人次增加20%，出院总人次增加50%，手术服务能力明显得到提升，开展手术病种及例数均有明显提升。

（三）医疗技术和服务能力不断提高

病区设置逐步完善，新开设内、外科综合病区及康复病区。除开展相关传统普外科及妇科手术外，逐步开展了腔镜手术、LEEP 刀手术、手外伤骨科手术等医疗新技术项目；内科重点推进了深静脉导管穿刺、颈内静脉长期导管植入，肾囊肿穿刺，危重患者呼吸、营养支持，糖尿病规范诊疗等技术；通过心电图及影像检查传输系统、远程会诊技术、病理会诊等，医技诊断的技术支持不断加强。

适宜病种转诊，体现了资源互补，改变了既往分级诊疗侧重于上转内科疑难危重患者、外科手术患者，而下转难以实现的现状。医共体整体医疗技术服务能力得到提升，其中，辖区内有两家医

院通过二级医院等级评审。

（四）三方受益

① 患者受益。个人支付费用减少，实现了就近治疗，交通便利，满足了医院区域范围内患者的需求，取得了一定的经济、社会效益。② 集团内相关医疗机构受益。促进了共同发展，充分发挥了集团内优势。③ 社保部门受益。客观上减少了患者自身经济支出、国家承担的医疗费用等。

四、存在的问题及进一步完善的建议

（1）目前，我院外派挂职及各科临床专家长期在当地从事门诊、病房指导及教学工作，对帮扶医共体工作起了重要作用。但因对口支援专家外派时间多为 1~2 年，医院人才的培养周期较长、人员招聘困难等因素，导致人力资源梯队建设困难。需要合理制订远景规划，逐步建立人才培养梯队，才能长效提高其医疗服务能力及技术水平。

（2）部分患者对下转诊疗不理解。下转适宜病种诊疗的开展目前多为自发行为，需要政府出台配套文件，并通过媒体进行宣传推荐，便于做好沟通解释工作。

（3）下转的慢性病、康复治疗患者专科用药配备不足。存在部分患者在当地医院住院，同时前往市级医院配药的现象，导致患者存在抵触情绪。建议医疗机构分析收治患者的构成情况，争取政府部门医保政策倾斜。

（4）根据医共体区域服务供给情况，开展调研评估，进行整体规划。

五、总结

医共体的工作是政府卫生工作的一项重要内容，为有效履行医共体建设的目标，发挥县级综合医疗机构的主导职能作用，提高区域内医疗资源的合理使用，势必要充分整合城市和乡镇医疗纵向管理及技术资源。笔者认为区域医共体基于自身特点，结合实际情况对做好适宜病种的下转工作是一种有效的尝试，符合目前医改方向。转诊工作中常见"向上容易，向下难"，多为内科急危重症患者由乡镇医院向城市医院转诊，同时乡镇医院呈现诸如外科常见病种手术量下滑、手术科室关停、外科医生转岗或者成为"不开刀"的外科医生等现象。

适宜疾病的逆向下转模式，从长效机制看：① 既体现了医共体内优质医疗管理及技术资源共享，也有利于构架有效的诊疗秩序，实现政府倡导的"小病在社区、大病在医院、康复回社区"的分级诊疗模式，为将来深入开展分级诊疗打好基础，有利于改变不论大病、小病都去城市医院的就诊现状。② 有利于乡镇区域医院恢复传统外科病种的治疗，并开展新技术，提高诊疗服务能力，使乡镇医院能"留住"适宜患者，让适宜患者"逆向回归"。③ 实现了合理使用乡镇医疗资源，缓解大型综合医院诊疗压力的双重作用。以抓适宜疾病的下转工作为突破口，开展各项检查、指导、培训教育等互动活动，促进集团内乡镇医院的医疗、护理及医院感染管理等综合管理能力，同时也提升了医疗技术水平，加强了人才梯队培养、心电图及影像检查远程诊断、病理会诊等多项目的实施，综合提高乡镇医院的医疗技术服务能力及服务质量。促进了优质医疗资源的纵向流动，加强了区域公共卫生服务资源的整合。

参考文献

[1] 潘锋. 加快推进医联体建设，构建分级诊疗新格局 [J]. 中国医药科学，2023，13（7）：1-3.

[2] 积极推进区域医共体建设助力提升基层医疗服务能力：专访常熟市第一人民医院陈波院长 [J]. 中华医院管理杂志，2020，36（6）：474-476.

[3] 张扬，张文科，叶成刚. 区域医共体模式建立思路探索：以绵孝医共体建设为案例分析 [J]. 中国卫生产业，2019，16（24）：195-196.

[4] 张兆林，葛晓伟，詹斌. 区域性医共体建设的探索与实践 [J]. 中国农村卫生，2022，14（7）：30-32.

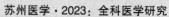

［5］　严玲，王晓冬，文进．基于区域医疗服务供需分析的县域医共体规划前评估［J］．中国卫生事业管理，2022，39（10）：726-729.

［6］　张静，范聪颖，陈迎宁．宁波市鄞州区县域医疗服务共同体建设的SWAT分析和对策研究［J］．中华全科医师杂志，2023，22（2）：217-220.

作者：倪伟，常熟市第二人民医院
审稿：周文军，常熟市第三人民医院

人工智能赋能基层医疗实践之慢病管理

目前我国慢性非传染性疾病（慢病）已成为居民生命和健康的最大威胁。以慢病中患病率最高的高血压为例，当前我国高血压患病人数已达 2.7 亿，高血压严重并发症的致残和致死率高，给家庭和社会带来了沉重负担。随着分级诊疗制度的推进，常见病、慢病下沉基层，全科医师承担起健康"守门人"的责任，为慢病患者提供全面、连续、主动的管理。提升基层医疗卫生机构效能，充分发挥全科医学学科优势成为基层医疗卫生机构迫切需要解决的问题。

为了更好地防治慢病、维护健康，聚焦重点人群，社区完善分级诊疗防控体系，实行创新型的网格化、精细化管理，同时邀请专家团队入驻，让居民享受三级医院同质化服务。

根据社区慢病随访的现状可知，人工随访正在面临巨大挑战。为了应对这一严峻问题，吴中城区社区卫生服务中心开展了人工智能（AI）辅助慢病随访。采取人机结合的随访新模式，把家庭医生从常规性的随访、宣教、提醒等简单重复的工作中解放出来，将更多的时间用于为患者提供诊疗服务。人机结合随访新模式下，人工随访主要针对 AI 随访难度高、依从性差、思维不清晰、口齿不清、精神病患者、80 岁以上的人群；AI 随访主要针对常规随访、慢病随访、体检预约、满意度调查、通知宣教。AI 随访过程主要为：按照不同医疗场景需求为不同人群制订随访方案，帮助医生完成慢病随访、体检预约、通知宣教等日常工作和考核任务，提升随访工作效率，减轻医生工作负担，提升居民服务满意度（图 9）。AI 随访过程中会匹配相应的标准话术，例如，使用 AI 电话用于高血压、糖尿病每季度的随访，了解其血压值、血糖值、症状、用药、运动、饮食等情况；同时，AI 电话外呼后自动提取关键数据，并可根据血压值、血糖值、症状自动将患者进行分类（图 10）。

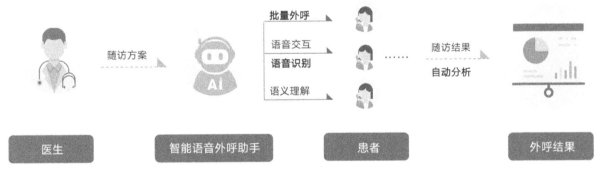

图 9　AI 语音随访主要过程

2021 年 2 月至 6 月，苏苑社区通过人工智能语音随访助手（AI Call），拨出电话 15 428 人次，接通 10 557 人次，接通率近 70%。重点随访血糖异常患者共 704 人，并邀约来院筛查及复诊。同时，从慢病库和非慢病库进行糖尿病患者的筛选：2021 年 2 月，从糖尿病档案库、高血压档案库以及非慢病库出发，使用糖尿病随访话术，询问患者血糖值，并筛选出糖尿病患者；重点随访糖尿病血糖不达标患者，邀约来院筛查及复诊。2021 年 3 月至 6 月共开展了 11 次筛查活动，邀约 2 680 人次，实际到场 449 人次，检测出血糖异常 299 人次，血糖异常比例为 66.5%。AI Call 可以帮助 2 型糖尿病患者有效管理空腹血糖以及改善血糖不达标情况。

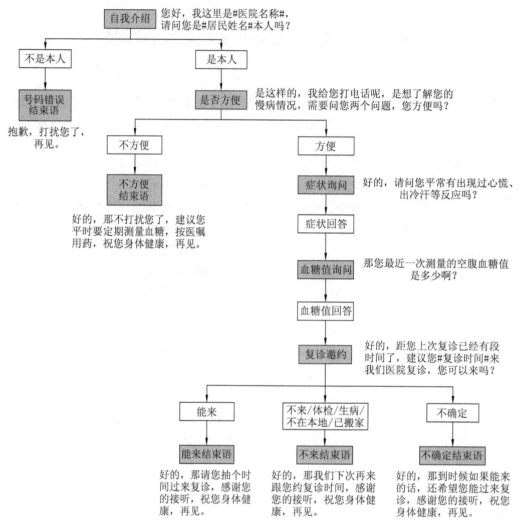

图 10　AI 随访的标准话术

　　AI 随访是一种具有较高开放性及延伸性的回访方式。利用 AI 进行电话回访，可以弥补传统人工电话回访耗时、耗力且难以保存回访记录的弊端，在为医务人员减负的同时，老年人健康管理率也得到了提高，可见其在社区应用的有效性及可行性。但是人工回访面临着较低的回访成功率和难以保证的回访质量，AI 回访也面临同样的问题，因此，提高电话接通率及有效外呼率也是后续外呼工作的重点之一。

　　基层社区卫生服务中心从糖尿病精细化管理起步，摸索并总结经验，进而逐步拓展到高血压及慢阻肺等患者的随访，将 AI 随访覆盖广大慢病患者，这将对提升慢病管理效果、守护患者健康发挥越来越重要的作用。

作者：江丽萍，吴中城区社区卫生服务中心

三种不同工作模式下社区 2 型糖尿病患者健康管理依从性的比较

本文比较三种不同工作模式下社区 2 型糖尿病患者的健康管理依从性的差异。2019 年至 2021 年三年期间，苏州高新区狮山街道社区卫生服务中心每年采用一种工作模式，依次为公卫人员管理、全科团队管理、全专结合管理。分析三种工作模式下社区 2 型糖尿病患者在接受管理后社区就诊频次、付费家庭医生签约转换和糖化血红蛋白、血脂、尿 ACR 检测依从性。结果表明，社区 2 型糖尿病患者在公卫人员管理、全科团队管理、全专结合管理的三种工作模式下，遵医嘱检测糖化血红蛋白、血脂、尿 ACR 的行为有差异，依从性逐级增高；全科团队管理、全专结合管理的工作模式下，社区 2 型糖尿病患者更易转为付费家庭医生签约，但这两种工作模式下的付费家庭医生签约行为差异无统计学意义。全科医生主导社区 2 型糖尿病患者健康管理可提高患者健康管理依从性，具有亚专长的全科医生更有优势。

2 型糖尿病的管理是基层社区卫生服务中心开展国家基本公共卫生服务中的一项工作。社区管理模式是我国现行糖尿病管理的重要模式之一，但是在社区卫生机构中如何进行糖尿病的健康管理，并没有统一、标准的模式。普遍存在的模式有公卫人员管理，全科团队管理，全科医生与医联体专科医生（含经过糖尿病亚专科培训的全科医生）协同管理（简称全专结合管理）。三种模式下 2 型糖尿病患者接受管理的依从性是否有差异，鲜有报道。本文比较三种不同工作模式下，社区 2 型糖尿病患者接受糖尿病健康管理的依从性差异，为社区卫生机构优化糖尿病管理模式提供参考。

一、材料与方法

（一）研究对象

选取 2019 年至 2021 年间所有在苏州高新区狮山街道社区卫生服务中心接受糖尿病管理的 2 型糖尿病患者。机构工作模式在 2019 年为公卫人员管理，2020 年为全科团队管理，2021 年为全专结合管理。

（二）工作模式

（1）公卫人员管理：参照《国家基本公共卫生服务规范（第三版）》的 2 型糖尿病患者健康管理服务规范，由护士对工作中发现的 2 型糖尿病患者提供基本公共卫生服务，建立健康档案，每年提供 4 次免费空腹血糖监测，询问并记录患者的疾病情况、用药情况和生活方式，按照测得空腹血糖水平，提出随访或就诊建议。

（2）全科团队管理：由全科医生及护士组成团队，对工作中发现的 2 型糖尿病患者提供基本公共卫生服务。此外，由全科医生在全科门诊过程中对 2 型糖尿病患者进行治疗方案调整、并发症筛查建议、健康教育、随访；由护士对 90 天内无就诊的在册糖尿病患者进行电话随访、健康教育及就诊建议。

（3）全专结合管理：开设糖尿病专病门诊，由经过糖尿病亚专科培训的全科医生每天坐诊，首诊接待社区 2 型糖尿病患者，每周医联体内分泌科专科医生一次联合坐诊。2 型糖尿病患者由该专病门诊接诊，之后工作模式同全科医生团队管理。

（三）数据来源

（1）门诊日志：包括就诊时间、就诊科室、门诊号、姓名、性别、年龄、身份证号、接诊医生、诊断。

（2）实验室检查数据：包括检测时间、项目名称、项目结果。

（3）体检管理系统：包括体检日期、体检项目、项目结果。

（4）家庭医生签约管理系统：包括是否付费签约、签约服务包、签约日期。

（四）评价指标

2 型糖尿病患者的年度社区就诊次数、糖化血红蛋白检测人数、血脂四项（总胆固醇、甘油三酯、高密度脂蛋白胆固醇、低密度脂蛋白胆固醇）、尿微量白蛋白/尿肌酐（ACR）检测人数、付费家庭医生签约率。

（五）统计分析

统计分析和制图通过 Stata 16.0 软件完成，定量资料用中位数（四分位数间距，IQR）表示，组间差异比较采用 Kruskal-Wallis 法秩和检验。分类变量用例数和百分率表示，组间差异比较采用似然比卡方检验。$P<0.05$ 时认为有统计学意义。

二、结果

2019 年，苏州高新区狮山街道社区卫生服务中心全科门诊共接诊 2 型糖尿病 1 091 人，其中，494 人接受了国家基本公卫 2 型糖尿病患者健康管理服务。2020 年、2021 年门诊共接诊 2 型糖尿病人数分别为 1 582 和 1 895 人，接受了国家基本公卫 2 型糖尿病患者健康管理服务分别为 825 和 940 人。三年间的分布比例差异无统计学意义（$P=0.123\ 0$），详见表 58。

三种工作模式下，2 型糖尿病患者的年龄分布、年度门诊就诊次数差异无统计学意义（P 值分别为 0.431 3 和 0.150 4），是否付费家庭医生签约、糖化血红蛋白、血脂四项、尿 ACR 检测人数均有统计学差异（P 值均<0.000 1）。

比较 2020 年全科团队管理与 2021 年全专结合管理两种工作模式，是否转化为付费家庭医生签约差异无统计学意义（$P=0.182\ 0$），在管理过程中糖化血红蛋白、血脂四项、尿 ACR 检测人数仍有统计学差异（P 值分别为<0.000 1，0.001 0，<0.000 1）。

表 58　三种工作模式下 2 型糖尿病患者健康管理行为比较

	公卫人员管理	全科团队管理	全专结合管理	t/χ^2	P^e	t/χ^2	P^f
门诊糖尿病人数[a]/例	1 091	1 582	1 895	—	—	—	—
糖尿病管理人数[b]/例	494	825	940	4.197 3	0.123 0	0.728 6	0.393 0
男性/［例（%）］	265（53.64）	436（52.85）	489（52.02）	0.357 1	0.836 0	0.120 5	0.728 0
年龄/岁	65±16	65±15	65±15	1.682 0	0.431 3	0.299 0	0.584 2
门诊就诊次数[c]/次	6.5±7	6±6	6±7	3.788 0	0.150 4	3.517 0	0.060 7
付费家医签约人数[d]/［例（%）］	37（7.49）	310（37.58）	398（42.34）	136.904 7	<0.000 1	1.782 1	0.182 0
糖化血红蛋白测量人数/［例（%）］	100（20.24）	419（50.79）	728（77.45）	150.657 0	<0.000 1	29.823 4	<0.000 1
血脂四项检测人数/［例（%）］	233（47.17）	482（58.42）	713（75.85）	29.259 9	<0.000 1	11.896 9	0.001 0
尿 ACR 检测人数/［例（%）］	35（7.09）	222（26.91）	380（40.43）	127.340 0	<0.000 1	17.899 5	<0.000 1

注：a 为年度内任何居住地前往社区卫生服务中心就诊 1 次及以上的 2 型糖尿病患者人数；b 为在门诊就诊且建立 2 型糖尿病公共卫生管理档案的 2 型糖尿病患者人数；c 为年度内因 2 型糖尿病发生的就诊次数；d 为接受糖尿病管理且个人承担家庭医生签约服务费自费部分（36 元/年）的 2 型糖尿病患者人数；e 为 Kruskal-Wallis 法秩和检验或卡方检验比较三种工作模式下的差异；f 为 Kruskal-Wallis 法秩和检验或卡方检验比较 2021 年全专结合管理和 2020 年全科团队管理工作模式下的差异。

三、讨论

本文基于 2019 年至 2021 年苏州高新区狮山街道社区卫生服务中心（不含下设站点）的数据，发现社区 2 型糖尿病患者在公卫人员管理、全科团队管理、全专结合管理的三种工作模式下，遵医嘱检测糖化血红蛋白、血脂、尿 ACR 的行为有差异，依从性逐级增高；全科团队管理、全专结合管理的工作模式下，社区 2 型糖尿病患者更易转为付费家庭医生签约，但这两种工作模式下的付费家庭医生签约行为差异无统计学意义。

2 型糖尿病健康管理的过程目标是血糖控制和防治并发症。由于血糖可以家庭自我监测，所以选取糖化血红蛋白、血脂、尿 ACR 检测作为接受管理的依从性评价指标之一。公卫人员负责社区 2 型糖尿病患者管理时，侧重于完成健康档案中的随访任务，不能有效地促使患者检测糖化血红蛋白等实验室指标。公卫人员对 2 型糖尿病患者管理效果较差，这与其他城市的情况一致。随着管理主导者变更为普通全科医生、亚专长全科医生，强化全科医疗核心特征有助于患者的依从性提升，由全科医生主导的糖尿病健康管理可以取得较好的干预效果。

我国分级诊疗并非强制性政策，社区 2 型糖尿病患者可以自由选择就诊机构，而苏州高新区狮山街道社区卫生服务中心地处苏州高新区与吴中区交界地段，全科门诊有较多非辖区居民，同时也有较多本辖区居民前往区外医疗机构就诊。国家基本公共卫生服务中对 2 型糖尿病的管理主要表现在测血糖、随访，而基于临床思维角度的 2 型糖尿病管理还应包括糖化血红蛋白监测、糖尿病并发症的筛查和防治，社区健康管理工作任重而道远。

综上所述，全科医生主导社区 2 型糖尿病患者基本公共卫生管理可提高患者健康管理依从性，具有亚专长的全科医生更有优势。

参考文献

[1] 王俊薇，刘云，李连喜. 中国糖尿病管理模式及思考 [J]. 中国全科医学，2021，24（24）：3019-3025.
[2] 潘恩春，张芹，李园，等. 基层医务人员开展基本公共卫生服务项目高血压及糖尿病健康管理情况调查 [J]. 中国全科医学，2014，17（28）：3316-3320.
[3] 顾文娟，陈旭波，姜敏敏，等. 以门诊为中心的社区糖尿病综合管理模式构建 [J]. 中国全科医学，2020，23（4）：477-482.
[4] 杨斯曼，张曦，周梦萍，等. 全科医疗核心特征功能对糖尿病患者治疗依从性的影响研究 [J]. 中国全科医学，2022，25（1）：62-9.
[5] 谷红波，俞浩，孙宏鹏，等. "3+X" 家庭医生团队对老年糖尿病患者健康管理的效果评价 [J]. 江苏预防医学，2021，32（3）：264-266.

作者：蔡东平，毛萍，王靖，余进侠，王晓晨，苏州高新区狮山街道社区卫生服务中心
审稿：陈杰，苏州高新区狮山街道社区卫生服务中心

1 例高血压脑出血患者留置胃管回归家庭的社区护理

数据显示，我国每年新发的高血压脑出血患者数量有 80～100 万例。高血压脑出血患者往往会出现昏迷等颅脑损伤症状，且不能很好地经口进食。为保障患者良好的营养状态，临床上会采取留置胃管的干预方式，以满足其日常营养需求，提高机体的免疫力，降低并发症的发生率，改善患者的生存质量。很多高血压脑出血患者因医院生活不便及无法承担高额医疗费用等选择回归家庭疗养，部分患者出院时仍有留置胃管。为保障留置胃管干预的有效性，应加强对其的社区护理指导。本文对本院 2020 年 2 月 10 日收治的 1 例高血压脑出血留置胃管患者回归家庭后的社区护理干预进行了分析探讨，详细情况如下。

一、患者资料及护理情况

患者 71 岁，女性，职业为农民，于 2020 年 2 月 10 日前来我院就诊。经入院抢救治疗后患者因高血压脑出血而昏迷 1 个多月，苏醒后遗留右侧肢体瘫痪，生活不能自理，只能进行简单的"嗯、啊"等交流，由于住院生活困难，家属请求回家疗养，出院时仍留置胃管。其主要护理问题有以下几点。

（1）负面情绪严重：出院前患者及家属因为担心家庭护理工作不到位、不能及时处理危急状态等而表现出担忧及焦虑等负面情绪。

（2）准备工作不足：因胃管还不能拔除，若未能准备好吸痰、鼻饲餐具以及无菌手套等物品，将不利于家庭护理工作的顺利开展。

（3）家属护理知识及技能掌握不足：出院后家属对高血压脑出血留置胃管的家庭护理知识及技能掌握不足，导致家庭护理工作很盲目。

（4）感染预防意识缺失：因缺乏规范性的指导，很多家属不能严格以无菌操作流程做好感染预防工作，易增加患者发生不良并发症的概率。

（5）营养支持不到位：由于缺乏专业的指导，很多家属不能保障患者饮食营养的均衡性和营养支持的规范性。

（6）忽视功能锻炼：不注重患者的功能康复锻炼，致使患者的功能障碍愈发严重。

（7）忽视随访干预重要性：不能规律地对患者进行电话随访及家访，且随访内容简单，实施意义不大。

社区护理人员应积极改善患者及家属的负面情绪，提高其出院后的护理信心，准备好各项医疗护理用具，提高家属护理的方便性，加强对家属护理知识及技能的培训，指导家属做好患者的感染预防工作，每日可科学协助患者完成功能锻炼，促进其功能障碍的恢复，同时应规律地对患者进行随访，并完善随访内容。具体的护理措施如下。

（1）心理干预：患者回归家庭后，病情仍处于恢复期，社区护理人员应以家访的形式了解患者及家属当前的护理需求，并对其出现的负面情绪进行疏导。可以向患者介绍治疗成功的案例，以提高患者战胜疾病的信念，促使其可在日常生活中积极主动地配合家属护理工作。

（2）做好准备工作：社区护理人员应在患者家中配备完善的医疗护理用具，包括全套的吸痰用具、电动吸引器、一次性无菌手套、氧气管、鼻饲所用餐具以及保护皮肤的气垫褥等，告知患者及家属各类医疗护理用具的具体使用方法。

（3）家属护理知识及技能宣教：对家属进行护理知识及技能的培训指导工作，包括① 吸痰操作培训，保障患者每日气道的畅通性；② 感染预防知识，如定期更换尿管以及湿化瓶内蒸馏水，做好患者的口腔清洁护理工作等；③ 鼻饲以及匀浆的方法及步骤，正确的皮肤护理方法及翻身动作等。宣教应注重循序渐进，在家属各项护理操作规范合格后可告知其为患者提供护理服务，否则应继续宣教培训工作。

（4）提高感染预防意识：社区护理人员应定期检查家属护理操作的规范性，确保其严格遵守无菌操作流程。要求家属做好清洁区与污染区的划分工作，尽量减少他人对患者的探视。

（5）营养支持干预：保障流食配制的营养均衡性，叮嘱家属在患者进食前后半小时内不得进行吸痰操作，进食后协助患者采取半卧位姿势，以预防吸入性肺炎，并严格遵守少食多餐原则，做好口腔清洁工作。

（6）注重功能锻炼：指导家属协助患者进行科学功能锻炼，以对其脑细胞进行良性刺激，促使肢体及言语功能障碍的恢复。

（7）随访干预：社区护理人员应告知家属自己的联系方式，并以每周 1 次的频率进行家庭访视。制订家庭护理计划，要求家属做好以下工作：以每日 1 次的频率对吸痰管进行消毒，必要时可进行更换；以每日 6 次的频率进行鼻饲；以每 2 小时 1 次的频率对患者进行翻身，使用浓度为 50% 的乙醇对其突骨部位进行按摩；以每日 1 次的频率对患者进行温水擦背，并更换衣物等。可结合随访结果对家庭护理计划进行适当调整。

二、结果

该患者回归家庭后受到了有效的社区护理干预，患者的负面情绪得到缓解，家属可高质量、规范性地完成患者的护理工作，且与出院前相比，出院 1 个月后患者的各项生化指标有所改善。

三、讨论

社区作为重要的保健医疗场所，其为患者提供的护理服务可提高患者的预后效果。本研究所选的高血压脑出血患者出院时仍有留置胃管，因为担忧病情复发及自护能力较差等而出现负面情绪，而实施社区护理干预后可有效消除患者回归家庭后的负面情绪，保障其出院后仍可得到持续性、科学性及全面化的护理指导。通过加强对家属护理知识及技能的宣教与培训工作，可提高家属护理质量，降低护理盲目度，保障患者的营养支持、感染预防及功能锻炼工作，有效改善患者疾病预后及生存质量。同时，社区护理干预也有利于开展随访活动，及时纠正家属不规范护理行为及发现患者潜在治疗风险，并给予针对性指导。

参考文献

[1] 张凤莲. 早期营养对重症高血压脑出血并发上消化道出血的影响及护理体会 [J]. 首都食品与医药，2019，26（5）：127.

[2] 王鲜茹，肖铮铮，耿晓平，等. 高血压脑出血患者医院感染的病原学特点及危险因素分析 [J]. 中华医院感染学杂志，2017，27（11）：2461-2464.

作者：胡晓静，苏州市吴中区尹山湖医院

病例报告：1 例肠系膜脂膜炎

肠系膜脂膜炎（MP）是一类累及肠系膜脂肪组织的特发性炎症性疾病，大多侵犯小肠系膜，其次是结肠系膜、胰周、网膜、腹膜后。该病的临床表现缺乏特异性，患者常表现为腹部包块、腹痛、恶心呕吐、腹泻、发热等。因此，目前该病尚无统一诊断标准。临床医生对其认识不清，常出现误诊、漏诊，故现将 1 例张家港市第一人民医院诊治的肠系膜脂膜炎进行分析和总结，同时对相关文献进行回顾，以提高临床医生对该病的认识以及诊治能力。

一、病例摘要

患者男性，73 岁，因"上腹疼痛 6 天"于 2018 年 8 月 3 日入院。患者 7 月 29 日起无明显诱因出现上腹痛，为持续性隐痛，间歇可出现发作性绞痛，绞痛可自行缓解，发作间隔时间不一，发作间歇伴有恶心。至张家港市澳洋医院就诊，查腹部 CT 提示：中腹部肠系膜血管周围脂肪间隙混浊，肝血管瘤，肝囊肿，乙状结肠憩室；血常规、淀粉酶、心电图均正常。患者诊断为"腹痛待查、糜烂性胃炎、2 型糖尿病"，予静脉滴注"头孢唑林""奥美拉唑"后症状未见明显减轻，上腹仍感隐痛，无呕吐，无黄疸，无发热、皮下结节等，近期体重未见明显下降。患者一月前曾因嗳气、反酸行胃镜检查提示糜烂性胃炎、反流性食管炎。有 2 型糖尿病病史一年余，现口服"列波齐特缓释片"30 mg qd、"二甲双胍缓释片"50 mg qd，血糖控制良好。不嗜烟酒。入院体检：皮肤黏膜无黄染，中上腹有明显压痛，无反跳痛，全腹未触及明显包块。血常规：WBC $5.2 \times 10^9/L$，Hb 109 g/L；凝血常规：FBG-C 1.66 g/L，AT3 71.4%，DDIO 0.58 mg/L；粪隐血试验：弱阳性；PCT<0.02 ng/mL；电解质、肾功能、血尿淀粉酶、心肌酶谱、血清肌钙蛋白、超敏 CRP、ESR 均未见明显异常。入院后予常规抑酸、解痉止痛处理无效。8 月 4 日予泼尼松 30 mg qd 口服，当晚疼痛即明显减轻，并于 8 月 8 日行肠镜检查提示未见明显异常，至 8 月 10 日出院，患者疼痛未再发作，腹痛情况明显好转，诊断为"肠系膜脂膜炎、糜烂性胃炎、反流性食管炎、2 型糖尿病"。患者出院后至广州中山大学附属第一医院风湿免疫科就诊，建议维持泼尼松 25 mg qd 口服治疗。院外规律随访至今，现患者已无腹痛等不适。

二、讨论

肠系膜脂膜炎是一种发生于肠系膜脂肪组织的慢性特发性炎症性疾病，病变多累及小肠系膜，尤其是空肠。主要表现为肠系膜脂肪组织的慢性炎症、坏死和纤维化。该病由 Jura 于 1924 年首次报道，随后由 Ogden 在 1965 年将其命名为肠系膜脂膜炎。病因不明，但报道中指出可能与腹部手术或外伤、恶性肿瘤、某些自身免疫性疾病、药物、特殊感染等相关。临床表现多样，部分可无明显症状，典型者表现为腹痛、腹部不适、恶心、呕吐、腹泻、便秘，还可有不明原因的发热、体重减轻、寒战等。肠系膜脂膜炎目前尚无统一诊断标准，主要依靠组织病理活检，CT 是其首选的影像学检查方法，有典型的影像学表现者，在排除一些特殊疾病如淋巴瘤、腹膜转移癌、肠系膜纤维瘤病、类癌瘤、结核的情况下可直接诊断。CT 主要表现包括：肠系膜厚度增加；脂肪密度增高；纤维组织和增大的淋巴结；"脂环征"，即正常脂肪环绕肠系膜血管；"假包膜征"，即肿物周围有软组织包绕；增粗或扩张的肠系膜血管；边界清楚或不清楚的肠系膜肿块引起肠移位；不同程度的肠梗阻。其中，采用增强 CT 提示肠系膜软组织肿块最有意义，肿块密度可均匀（纤维化为主）或不均匀（炎症为主）。关于肠系膜脂膜炎的治疗目前尚无统一意见，疗效亦无统一的评价标准，主要通过临床症状和影像学来判断。若患者无明显症状，亦可选择观察随访，部分病例为自限性，甚至自发缓解，糖皮质激素、他莫昔芬以及免疫抑制剂如硫唑嘌呤、甲氨蝶呤、环磷酰胺、沙利度胺等均曾用于治疗。疗效亦无统一的评价标准，主要通过临床症状和影像学来判断。当发生肠梗阻或药物治疗症状无缓解的情况下才考虑使用手术治疗，多数患者在药物治疗1~2个月后症状得到明显改善，糖皮质激素短期内效果较为肯定，远期疗效需要进一步评估，泼尼松起始剂量为 0.5~0.8 mg/（kg·d）。

　　肠系膜脂膜炎为一种少见的肠系膜脂肪组织慢性非特异性炎性疾病，目前对其病因、诊断和治疗方法了解较少。腹痛为全科医师诊疗工作中常见的症状学表现，本例病例诊治过程准确及时，依赖于医学文献检索。全科医师既要了解信息与信息检索的基本知识，熟悉医学信息源的分布以及信息媒体的特点、类型与用途，又要掌握常用医学信息检索数据库的使用方法。通过本案例的成功诊治过程，让全科医师认识到通过检索文献可以解决临床问题，认可文献检索对日常工作帮助很大，更认可文献检索是全科医师的必备技能，愿意直面科学事实，进而提高解决问题和自主学习的能力。

参考文献

［1］　OGDEN W W, BRADBURN D M, RIVES J D. Mesenteric panniculitis：review of 27 cases［J］.Ann Surg, 1965,161：864-875.

［2］　NICHOLSON J A, SMITH D, DIAB M, et al. Mesenteric panniculitis in Merseyside：a case series and a review of the literature［J］.Ann R Coll Surg Engl, 2010,92(6)：W31-34.

［3］　AKRAM S, PARDI D S, SCHAFFNER J A, et al. Sclerosing mesenteritis：clinical features, treatment, and outcome in ninety-two patients［J］.Clin Gastroenterol Hepatol, 2007,5(5)：589-596.

作者：贾振宇，张家港市第一人民医院

病例报告：1例替格瑞洛致严重呼吸困难

一、病例摘要

患者女性，73岁，因"咳嗽伴胸闷气喘4天"入院。患者近4天无明显诱因下出现咳嗽，伴胸闷气急，夜间不能平卧，无胸痛，无畏寒发热，3天前至本院急诊，查全胸片示两肺纹理增生。急诊予"头孢唑肟"抗感染治疗2天后，症状进一步加重，心电图提示非特异性ST段与T波异常，肌钙蛋白I 0.04 μg/L，肌酸激酶同工酶29.3 U/L，脑钠肽160 ng/L。血常规未见异常。在急诊予抗感染、解痉平喘、利尿等治疗后收住我科。

患者既往有"高血压"病史7年，平素血压控制在（140～160）/70 mmHg，12天前因"冠心病、急性心肌梗死"行PCI手术，目前用药有"缬沙坦胶囊40 mg qd""琥珀酸美托洛尔缓释片47.5 mg qd""拜阿司匹林100 mg qd""替格瑞洛90 mg bid"。

体格检查：体温36.8 ℃，脉率68次/分，呼吸频率20次/分，血压142/78 mmHg，脉氧99%。患者神志清，精神软，坐轮椅入院。口唇无紫绀，颈静脉无充盈，肝颈静脉回流征阴性。两肺呼吸音粗糙，可及明显干湿啰音。心前区无明显异常隆起，心界不大，心律齐，未及病理性杂音。腹部未及明显阳性体征。双下肢不肿。

入院后完善相关检查，结果如下。血气分析：pH 7.41，氧气分压127 mmHg，二氧化碳分压48 mmHg，乳酸1.5 mmol/L。肌钙蛋白I<0.05 ug/L，脑钠肽116 ng/L。凝血未见异常。胸部CT提示右肺上叶局灶性炎症。

入院后予鼻导管吸氧，停用"琥珀酸美托洛尔缓释片"，余口服药同入院前。予"头孢唑肟"联合"阿奇霉素"抗感染、"多索茶碱""甲泼尼龙"解痉平喘治疗效果不佳，患者呼吸困难症状进行性加重，时有喘憋现象。住院第3天复查血气分析：pH 7.42，氧气分压169 mmHg，二氧化碳分压52 mmHg，乳酸2.7 mmol/L。血常规：白细胞8.2×10⁹/L，中性粒细胞百分比89.6%。降钙素原0.1 ng/mL。患者仍呼吸困难，鼻导管吸氧3 L/min状态下指脉氧维持在85%～92%之间，双肺听诊可及明显干湿啰音，右上肺显著。升级抗生素为"比阿培南"抗感染，同时"甲泼尼龙"加量，继续用药2天后患者症状较前无明显改善。完善深部真菌G试验、GM试验均阴性，痰培养未见异常，血清总IgE水平明显升高，为464 IU/mL，考虑存在过敏反应。患者既往口服用药有"拜阿司匹林、缬沙坦胶囊"，近期新增口服用药"琥珀酸美托洛尔缓释片、替格瑞洛"，目前已停用"琥珀酸美托洛尔缓释片"，查阅目前用药说明书后，于住院第5天停用最可疑药物替格瑞洛，换用氯吡格雷抗血小板聚集治疗，1天后患者症状较前明显改善，未再出现喘憋现象，同等氧浓度鼻导管吸氧状态下指脉氧较前升高，维持在92%～95%之间。住院第9天复查血常规：白细胞11.1×10⁹/L，中性粒细胞百分比78.3%。降钙素原0.04 ng/mL。血清总IgE水平较前下降，为344.6 IU/mL。肌钙蛋白I、脑钠肽较前无明显变化。胸部CT提示两肺多发斑片影，考虑炎症可能。继续抗感染治疗5天后患者出院。出院3个月后患者至门诊随访，已无胸闷气急症状。复查胸部CT示两肺多发斑片影，较前缩小，考虑炎症。血常规未见异常。血清总IgE水平较前下降至112.7 IU/mL。

二、讨论

该患者具有以下特点：① 近期出现的咳嗽、呼吸困难，起病急骤，进行性加重。② 既往无哮喘、老年性慢性支气管炎、肺气肿、阻塞性肺病等基础疾病，无类似发作史。③ 症状较重，血常规、降钙素原等炎症指标升高不明显，血清总IgE水平明显升高，抗感染、平喘治疗效果不明显。④ 停用替格瑞洛1天后症状较前明显改善，因此，考虑此患者呼吸困难症状由替格瑞洛引起。

替格瑞洛及其代谢产物可逆地与血小板P2Y12受体结合，阻碍信号传导与血小板活化，广泛应

用于急性冠脉综合征及急性心肌梗死 PCI 术后患者的抗血小板聚集治疗。对比氯吡格雷，替格瑞洛起效更快且可逆，抑制血小板作用更强。替格瑞洛全因死亡率及缺血事件的发生在 ACS 患者中无明显差异，但替格瑞洛呼吸困难不良反应发生率更高。口服替格瑞洛治疗的患者中，约有 14% 的患者会出现呼吸困难症状，常发生于用药第 1 个月早期，程度通常为轻至中度，多数患者症状持续不超过 1 周，无须用药可自行缓解。约有 1/3 的患者症状持续不缓解，但所有替格瑞洛治疗的患者中因呼吸困难而中断治疗的比例较低。研究表明，患者给药剂量越高，呼吸困难发生的概率越高。

替格瑞洛致呼吸困难的机制目前尚未完全明确，相关假说仍需要进一步探讨。其一是腺苷假说。替格瑞洛通过抑制钠非依赖性平衡核苷转运蛋白-1（ENT1），抑制腺苷的再摄取，增加细胞外腺苷水平，激活迷走神经 C 纤维，从而导致药物相关性呼吸困难。此外，替格瑞洛还通过刺激红细胞释放 ATP 降解为腺苷从而升高细胞外腺苷水平。腺苷抑制剂茶碱可缓解替格瑞洛引起的呼吸困难症状。也有研究提示，在使用替格瑞洛治疗的患者中，出现呼吸困难组与无呼吸困难组的血浆腺苷水平在统计学上无明显差异，但也不能排除局部组织的腺苷水平升高或腺苷敏感性增加导致呼吸困难可能。其二是神经元假说。替格瑞洛的呼吸困难呈周期性，可能与高碳酸血症的化学敏感性增加有关。P2Y12 受体不仅在血小板中表达，而且在其他造血和非造血细胞中表达，包括中枢神经系统中的小胶质细胞，替格瑞洛直接抑制神经元上 P2Y12 受体，导致化学反射系统的嘌呤能刺激，增加神经信号传导，产生呼吸困难症状。

呼吸困难是替格瑞洛用药中除出血外的最常见的不良反应，替格瑞洛引起的呼吸困难对患者的心肺功能无明显影响。多数情况下，替格瑞洛引发的呼吸困难症状持续时间短，程度轻到中度，偶尔为重度，在患者可耐受情况下，可暂不停药，若呼吸困难症状持续不缓解，且患者不能耐受，应考虑停药，换用其他 P2Y12 受体抑制剂，症状会随着药物中断及血浆药物浓度下降而逐渐减轻直至消失。

参考文献

［1］ YOU S C，RHO Y，BIKDELIB，et al. Association of Ticagrelor vs Clopidogrel With Net Adverse Clinical Events in Patients With Acute Coronary Syndrome Undergoing Percutaneous Coronary Intervention［J］. JAMA，2020，324（16）：1640-1650.

［2］ TURGEON R D，KOSHMAN S L，YOUNGSON E，et al. Association of Ticagrelor vs Clopidogrel With Major Adverse Coronary Events in Patients With Acute Coronary Syndrome Undergoing Percutaneous Coronary Intervention［J］. JAMA internal medicine，2020，180（3）：420-428.

作者：吕晴，苏州市立医院
审稿：黄岳青，苏州市立医院

社区护理干预在糖尿病治疗中的应用价值研究

本文探究社区护理干预在糖尿病中的应用效果。选取 2018 年 10 月至 2020 年 2 月吴中区尹山湖医院收治的 84 例糖尿病患者作为研究对象，按照患者选择的护理方式分为探究组和对照组，每组各 42 例患者。对照组进行常规护理干预，探究组进行社区护理干预，对比分析两组的血糖控制状况和遵医率数据。结果表明，探究组的血糖水平较低，遵医率较高，差异有统计学意义。在糖尿病患者中进行社区护理干预，可以更有效地控制患者的血糖，提升患者的遵医率，临床护理干预效果较好，可在临床中进行推广运用。

糖尿病主要表现为血糖升高，其发病机制与胰岛素分泌不足和胰岛素作用下降有直接关系，长期血糖升高对患者的肾脏、心血管以及神经系统有较大的损害，易诱发并发症。近几年，糖尿病的发病有明显的年轻化趋势，发病率显著增高，药物治疗与护理干预是主要治疗方式，以控制患者的血糖为最终的治疗目标。要有效控制血糖，不仅需要良好地进行临床用药，还需要较好地进行护理干预，患者需要遵照医嘱进行生活习惯改善、血糖监测。社区护理可较好地指导患者进行疾病认识、疾病应对、疾病控制、疾病监测。现就我院 2018 年 10 月至 2020 年 2 月期间收治的 84 例糖尿病患者，研究社区护理干预在糖尿病患者中的运用效果，结果如下。

一、资料与方法

（一）一般资料

选取 2018 年 10 月至 2020 年 2 月我院收治的共 84 例糖尿病患者进行此次研究，依据患者选择的护理干预方式分为 2 组。探究组 42 例，男性 25 例，女性 17 例，年龄最小 46 岁，最大 82 岁，平均年龄（65.7±7.1）岁；对照组 42 例，男性 24 例，女性 18 例，年龄最小 45 岁，最大 80 岁，平均年龄（65.2±6.8）岁。两组患者基线资料对比无显著差异，院方伦理委员会审核同意开展此次研究。

纳入标准：临床确诊为糖尿病；治疗依从性较好；对此次研究知情并签署同意书。

排除标准：病历资料不完整；不能跟踪访问；过敏体质；精神异常或者认知障碍不能完成临床研究；合并重大疾病或者恶性肿瘤。

（二）方法

对照组采用常规护理方式，指导患者合理用药，并改善饮食内容，依据患者的年龄与机体状况指导其适当运动。

探究组采用社区护理干预方式，内容包括以下几点。① 病案整理：对患者病情的具体状况进行记录与分析，了解患者的家庭状况，完善基本资料，制订护理方案，依据患者的自身状况进行调整。② 健康指导：组织家属与患者进行健康知识学习，内容包括疾病的诱发因素、临床治疗方式、影响病情发展的因素、遵照医嘱治疗重要性，促使患者与家属了解疾病，明确疾病治疗方式及预后状况，促使患者与家属能够良好地遵照医嘱。③ 心理护理：糖尿病目前没有根治方法，主要的治疗方式为血糖控制，减少血糖对患者机体的损害。患者需要长期进行临床治疗，在此过程中易丧失治疗信心，护理人员需要了解患者的心理状况，对患者的疑虑进行解答，增强患者的治疗信心；④ 生活护理：血糖水平易受饮食影响，护理人员需要对饮食改善内容进行详细说明，了解患者饮食方面的喜好，参照相关的营养学书籍，使患者能够科学合理饮食；依据患者的身体质量指数，制订运动计划，控制每天运动量，不断增强体质；另外注意指导患者进行血糖监测，实时了解血糖控制水平。

（三）观察指标

对比两组血糖水平和遵医率，血糖水平以持续护理 3 个月后的连续 1 周监测平均数值为准，遵医率依据跟踪访问患者是否严格遵照医嘱执行分为遵照和未遵照。

（四）统计学方法

用 SPSS 20.0 软件对两组的临床数据予以统计学处理，计数资料以例数及百分率表示，组间比较采用卡方检验；计量资料采用（均数±标准差）（$\bar{x}\pm s$）表示，组间比较采用 t 检验。检测标准以 $P<0.05$ 为差异有统计学意义。

二、结果

（一）探究组与对照组血糖水平的比较

探究组的血糖水平明显小于对照组，差异有统计学意义（表 59）。

表 59　两组血糖水平的对比

组别	例数	餐后 2 h 血糖/（mmol/L）	空腹血糖/（mmol/L）
探究组	42	8.5±1.2	6.2±0.4
对照组	42	9.0±1.1	6.6±0.5
t	—	1.990	4.048
P	—	0.049	0.000

（二）探究组与对照组遵医率的比较

探究组的遵医率为 95.24%，对照组为 78.57%，卡方值为 5.125，P 值为 0.023，差异有统计学意义。

三、讨论

糖尿病是一种常见的慢性病，患者终身患病且并发症多，致死率与致残率高。糖尿病的治疗重点为血糖控制，血糖在实际生活中易受多种因素的影响，因此，在进行药物治疗的同时，还需要良好地进行护理干预，指导患者改善生活习惯，合理运动，控制热量摄入，保持良好的心理状态，同时严格遵照医嘱使用药物。通过多方面的治疗与护理，方能有效地进行血糖控制，稳定患者的血糖水平，这可以有效避免糖尿病对患者机体的损害，降低并发症的发生，延长患者的生命，提升患者的生活质量。

此次研究结果显示，在糖尿病患者中采用社区护理干预方式，可以有效的提升患者的血糖控制水平，同时可提升患者的遵医率，临床效果显著。社区护理干预方式首先指导患者认识疾病，提升患者应对疾病的能力，消除患者对疾病的恐惧；其次对长期治疗过程中患者出现的不良心理及时进行干预，稳定患者的心理；最后进行生活护理，指导患者改善饮食、适当运动、监测病情。通过多方面的护理干预，使患者在日常生活中能够较好地进行血糖控制，患者的生活质量逐渐提升，从而达到提升遵医率的目的。由此看来，社区护理干预方式在糖尿病护理中有较好的护理效果，能有效的控制血糖，保障患者的遵医率，值得推广。

参考文献

［1］ 李雪晶．老年糖尿病患者实施社区护理干预的效果［J］．继续医学教育，2020，34（1）：163-165.

［2］ 吴明霞，隋雨薇，孙小桢．社区护理干预对老年糖尿病患者的应用意义分析［J］．中国社区医师，2020，36（2）：143-144.

［3］ 董丽华．社区门诊护理干预对提高老年糖尿病患者生活质量的效果研究［J］．中外女性健康研究，2019，5

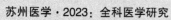
（24）：7-8.

［4］ 张琳．社区护理干预在老年 2 型糖尿病患者中的应用观察［J］．现代诊断与治疗，2019，30（24）：4452-4454.

［5］ 王燕，陶俊贞，胡金美，等．针对性护理干预在妊娠期糖尿病患者中的应用效果［J］．中华现代护理杂志，2019，25（20）：2594-2597.

作者：胡晓静，江苏省苏州市吴中区尹山湖医院

农村地区老年高血压患者免费服药管理的优化效果

本文探究农村地区老年高血压患者免费服药管理的优化效果。选取 2021 年 12 月至 2023 年 1 月期间苏州市吴中区郭巷街道农村地区记录的 112 例老年高血压患者为研究样本，按随机抽签法划分为实验组和对照组，分别实施免费服药管理和常规高血压管理，比较两组患者管理优化效果。结果表明，为农村地区老年高血压患者提供免费服药管理，可以优化患者健康行为，提高血压控制水平。

现阶段治疗高血压疾病的药物越来越多，但是农村地区的老年高血压患者血压控制的效果并不佳，主要是由于农村地区高血压患者的年龄偏大以及受教育程度比较低，缺乏自我保健意识。

一、资料与方法

（一）一般资料

选取 2021 年 12 月至 2023 年 1 月期间郭巷街道农村地区记录的 112 例老年高血压患者为研究样本，按随机抽签法划分为实验组和对照组，分别实施免费服药管理和常规高血压管理。实验组共 56 例，男性 34 例，女性 22 例，年龄 60~85 岁，平均年龄（72.59±5.26）岁，文化程度初中及以下 38 例，高中及以上 18 例；对照组共 56 例，男性 32 例，女性 24 例，年龄 61~87 岁，平均年龄（73.02±5.38）岁，文化程度初中及以下 39 例，高中及以上 17 例。两组研究样本一般资料比较无显著差异（$P>0.05$）。

（二）方法

对照组：实施常规高血压管理，仅在社区进行优化管理，在慢性病管理系统中采集相关数据。

实验组：实施免费服药管理，免费药物根据国家基本药物目录，选择治疗效果较好的高血压治疗药物，包括酒石酸美托洛尔片、非洛地平缓释片、缬沙坦、珍菊降压片等。要求患者每个月定期到达居住地所在的社区服务站领取降压药物，领取的时候社区医生提供健康教育和指导服务，包括血压测量、降压药物的指导调整、优化患者的健康行为、促使患者按时按量服用降压药物等。

（三）观察指标

健康行为情况：包括摄盐控制率、规范服药率、饮酒控制率、适量运动控制率，各项控制率越高表明健康行为控制优化效果越好。

血压控制效果：血压降至 150/90 mmHg 以下为控制达标，控制达标率越高表明实施管理优化效果越好。

（四）统计学方法

使用 SPSS 21.0 软件处理数据，计量资料用（均数±标准差）（$\bar{x}±s$）表示，组间比较采用 t 检验；计数资料用例数（百分率）表示，组间比较采用卡方检验，$P<0.05$ 表示有统计学意义。

二、结果

（一）健康行为情况

比较两组患者的各项健康行为控制率，实验组高于对照组，$P<0.05$。详见表 60。

表 60 健康行为控制率

组别	例数/例	摄盐控制率/%	规范服药率/%	饮酒控制率/%	适量运动控制率/%
实验组	56	92.86	98.21	94.64	96.43
对照组	56	76.79	85.71	78.57	83.93
χ^2	—	5.61	5.92	6.23	4.93
P	—	0.01	0.01	0.01	0.02

（二）血压控制效果

比较两组患者的血压控制效果，实验组优于对照组，$P<0.05$。见表 61。

表 61 血压控制效果比较

组别	例数/例	血压控制率/%
实验组	56	89.29
对照组	56	73.21
χ^2	—	4.74
P	—	0.02

三、讨论

生活中饮食等相关因素会影响血压水平，高血压患者在治疗期间，需要尽量避免相关不良因素对血压水平的影响。对农村地区的老年高血压患者，需要强化免费服药管理落实效果，改善患者的健康行为，合理膳食，适量运动，戒烟限酒等。为农村地区老年高血压患者提供免费服药管理，可以实现血压水平动态监测，优化患者健康行为，完善降压治疗方案，从更为多元化的角度防治高血压。

参考文献

［1］施利杰，董晓莲，徐海涛，等．健共体模式下高血压免费药物配送项目阶段性效果评估［J］．健康研究，2022，42（1）：9-13.

［2］杨鹏，李跃平，吕澄珑，等．福建省农村高血压患者免费用药政策的经济学评价［J］．中国卫生经济，2021，40（10）：31-34.

［3］江宗星，王晓燕，王平，等．免费药物治疗对高血压患者服药依从性的影响［J］．健康教育与健康促进，2018，13（1）：75-77.

［4］王向欢，常睿，苏美芳，等．玉环市居民高血压免费药物配送项目防控效果评估［J］．中国初级卫生保健，2019，33（10）：23-25.

［5］邵小丽，巴塔，陈丽萍，等．基于赋能理论的延续性护理对高血压性脑出血患者日常生活活动能力的影响［J］．现代护理医学杂志，2022，1（3）：15-20.

作者：胡晓静，苏州市吴中区尹山湖医院

人性化全面护理对剖宫产术后康复的影响评价

本文分析在剖宫产术后患者中实施人性化全面护理对患者康复效果的影响。选取 2020 年至 2021 年在我院接受剖宫产手术的患者为研究对象，共 50 例，根据护理方式的不同分为研究组和常规组，每组各有 25 例。其中，对常规组患者采用基础护理，对研究组患者实施人性化全面护理。比较两组患者护理后康复效果、护理后满意度、护理后疼痛程度以及舒适度的差异。结果表明，对剖宫产的患者而言，实施人性化全面护理，有助于降低患者疼痛感，提高满意度以及舒适度，缩短患者康复时长，具有较高的应用价值。

剖宫产手术是临床上常见的分娩方式，适用于胎儿无法正常从母体阴道进行娩出的情况，包括：① 母体患有子痫、心脏病、生殖道感染以及呼吸系统疾病等，或接受过子宫肌瘤剥除术以及子宫收缩无力等。② 母体合并妊娠综合征，导致胎儿在母体中出现呼吸困难的症状。③ 经过正常分娩但因胎儿的头部与母体的骨盆不能够做到标准衔接或胎儿体位不正而无法娩出。④ 母体存在多胎妊娠的现象，无法承受多胎经阴道分娩的疼痛以及分娩无力。剖宫产手术在一定程度上都会给患者的生理以及心理造成影响，其术后护理方式对患者的恢复以及预后水平有很大的影响。为了分析在剖宫产术后患者中实施人性化全面护理对患者康复效果的影响，选取了 50 例患者进行研究，现做出如下报告。

一、资料与方法

（一）一般资料

选取 2020 年至 2021 年在我院接受剖宫产手术的患者，共 50 例，根据护理方式的不同将患者分为研究组（$n=25$）和常规组（$n=25$）。研究组年龄 23~36 岁，平均年龄（29.52±5.62）岁，妊娠周期 37~41 周，平均周期（39.01±1.05）周；常规组年龄：24~38 岁，平均年龄（31.01±5.94）岁，妊娠周期 38~41 周，平均周期（39.51±1.07）周；组间基线数据之间差异不明显（P 值均>0.05）。

纳入标准：① 符合剖宫产手术特征；② 患者均是单胎妊娠；③ 患者知情并同意；④ 患者不存在精神障碍、语言障碍。

排除标准：① 对麻醉药物过敏的患者；② 存在凝血功能障碍的患者；③ 患者临床资料不完善；④ 接受过腹部手术的患者。

（二）方法

1. 对常规组患者进行常规护理

护理人员按照医院基础护理流程，在入院后为其进行相关检查，详细讲述手术前注意事项以及手术流程，并提醒患者术中须配合医生，严格监测患者的生命体征，术后密切关注患者伤口，对患者进行哺乳指导，必要时可对患者进行催乳措施。

2. 对研究组患者进行人性化全面护理

（1）术前护理。及时打扫患者的病房，保证环境干净整洁，做好室内保湿、保温，避免引起患者不适。护理人员在患者入院后，带领患者了解医院环境，建立良好的医患关系，减少患者对陌生环境的恐惧感以及防备心理。护理人员按时对患者及其家属进行健康宣教，讲解术前注意事项、手术流程以及术后护理措施等，提升患者对剖宫产的了解，消除其术前恐惧心理。因患者在妊娠期，心理状况较为脆弱，护理人员应及时与患者进行沟通，提醒其家属给予患者陪伴和鼓励。面对存在严重消极心理的患者，护理人员应以柔和的口吻对其进行适宜的疏导，增加患者对护理人员的信任度，从而增加患者的自信心。护理人员在术前应对术中所需的药品、设备以及器械进行完善，术前

30 min 内，对其进行最后核对，确保术中物品的充足以及完好。在术前 3 天，应对患者进行饮食干预，补充营养，并提醒患者在术前 6 h，做好禁食禁水的工作。

（2）术中护理。护理人员应协助患者保持适宜体位，并根据患者的生理状态以及生命体征，对手术室内的温度进行调整，避免患者出现低热等现象。护理人员应熟知手术流程，与医生建立良好的配合，减少手术时间。

（3）术后护理。在患者手术结束前的 20 min 内，应通知病房护理人员做好病房保温工作。术后 24 h 密切监测患者的生命体征，并及时对患者讲解术后注意事项，指导患者家属止痛泵的正确用法。护理人员按时对患者伤口进行消毒处理，避免出现伤口感染，影响患者恢复。观察患者在产后的出血量，如出血量持续增加，应立即联系医生进行处理。对于术前放置导尿管的患者，待患者椎管内的麻醉药消散以及可以正常活动后及时拔除导尿管。在患者术后 2 h 后，护理人员可以协助患者进行简单的床上活动；在患者术后24 h后，可根据患者的身体状况，指导其下床活动。

（三）观察指标

（1）两组患者接受护理后的康复效果：详细记录两组患者康复效果（术后排气时间、术后24 h子宫底下降高度、首次进食时间、下床活动时间以及住院天数）。

（2）两组患者接受护理后的满意度：详细记录两组患者接受护理后的满意度量表差异。

（3）两组患者接受护理后的疼痛评分：详细记录两组患者术后 6 h、术后 12 h、术后 24 h 以及术后 48 h 等疼痛评分。

（4）两组患者接受护理前后的舒适度：详细分析两组患者接受护理前后 GCQ 评分量表差异。

（四）统计学分析方法

采用 SPSS 20.0 软件处理相关数据资料，计量资料采用（均数±标准差）（$\bar{x}\pm s$）表示，组间比较采用 t 检验；计数资料采用例数（百分率）表示，组间比较采用 χ^2 检验；$P<0.05$ 为有统计学意义。

二、结果

（1）研究组术后康复效果优于常规组，具体见表 62。

表 62　两组术后康复效果

组别	例数/例	术后排气时间/天	首次进食时间/天	下床活动时间/天	住院天数/天	术后 24 h 子宫底下降高度/cm
研究组	25	0.86±0.31	0.91±0.36	1.62±0.52	4.14±0.62	2.65±0.73
常规组	25	1.17±0.29	1.27±0.51	2.11±0.68	4.87±0.75	1.82±0.55
t	—	3.651	2.883	2.162	3.750	4.540
P	—	0.000	0.005	0.035	0.000	0.000

（2）研究组护理后满意度优于常规组，具体见表 63。

表 63　组间护理后满意度对比分析

组别	例数/例	非常满意/[例（%）]	满意/[例（%）]	不满意/[例（%）]	总满意度/[例（%）]
研究组	25	14（56.00）	10（40.00）	1（4.00）	24（96.00）
常规组	25	11（44.00）	8（32.00）	6（24.00）	19（76.00）
χ^2	—	0.720	0.347	4.152	4.152
P	—	0.396	0.555	0.041	0.041

（3）研究组接受护理后疼痛评分低于常规组，具体见表64。

表64　组间护理后疼痛评分对比分析

组别	例数/例	术后 6 h/分	术后 12 h/分	术后 24 h/分	术后 48 h/分
研究组	25	4.70±1.28	3.65±1.07	2.16±0.78	1.78±0.62
常规组	25	5.84±1.56	4.37±1.24	3.28±0.95	2.61±0.86
t	—	2.824	2.198	4.555	3.914
P	—	0.006	0.032	0.000	0.000

（4）研究组接受护理后舒适度优于常规组，具体见表65。

表65　组间护理前后舒适度对比分析

组别	例数/例	护理前/分	护理后/分
研究组	25	53.97±4.53	87.34±6.97
常规组	25	52.86±4.68	69.97±5.76
t	—	0.852	9.605
P	—	0.398	0.000

三、讨论

对于患有严重心脏病、严重呼吸系统疾病、生殖器官出现感染性疾病以及生产无力的孕产妇，会对其进行剖宫产手术，减少患者在生产过程中对身体造成的负担。胎儿在母体内出现窘迫、头盆不称、胎位不正等症状，为了胎儿的生命安全以及减少对母体的伤害，也应选择剖宫产手术。剖宫产手术会对患者造成一些伤害，如引起产妇产后出血、产后血栓栓塞性疾病以及切口感染等并发症。因此，对接受剖宫手术的患者采取高效的护理干预极为重要。常规护理较为单一，而人性化全面护理可以针对患者的实际情况对患者实施护理措施，可有效提高患者的康复水平。本次研究结果表明，研究组满意度、舒适度、康复情况均优于常规组，疼痛评分低于常规组。因此，在为接受剖宫产手术的患者进行护理时，应采取人性化全面护理，有助于降低患者疼痛感，提高满意度及舒适度，缩短患者康复时长。

参考文献

［1］　邱燕飞．保健操联合舒适护理在剖宫产术后康复的效果［J］．中国城乡企业卫生，2022，37（12）：98-100.
［2］　冯雪，周银梅，安春燕．基于快速康复外科理念的品管圈活动在缩短剖宫产术后患者早期离床活动时间中的应用研究［J］．卫生职业教育，2022，40（23）：149-152.
［3］　黄艺娜．综合康复护理在剖宫产产妇中的应用效果及对术后疼痛的影响分析［J］．中国现代药物应用，2022，16（20）：172-175.
［4］　郑兰．手术室人性化护理对剖宫产产妇应激状态和康复的影响分析［J］．现代诊断与治疗，2022，33（14）：2195-2197.
［5］　贺婉，许洁，高旻．基于快速康复理念的循证护理在剖宫产术后产妇中的应用［J］．当代护士（下旬刊），2022，29（7）：70-73.

作者：陈亚，苏州市吴中区尹山湖医院

浅析易混淆中药的鉴别

中药大多为草本植物，部分中药在外观上相似度较高，但是其药理特性却存在较大的差别，一旦用错将对患者的身体造成较大的影响。中药师要掌握易混淆中药的鉴别方式，临床上能够根据外观、性状正确选择药物，进而发挥应有的疗效。

在中药制作的过程中经常会遇到性状相似，但是功效相差较大，容易混淆的药物。如果在临床应用的过程中没有有效地区分相似药物，不仅会影响治疗效果，而且也会产生毒副作用，甚至是延误治疗时机，影响治疗效果。本文对五组容易混淆的中草药进行简要的介绍，为临床鉴别应用提供参考。

一、附子和白附子

1. 附子

附子是乌头的子块根加工品，属于毛茛科植物。在药用的过程中采用不同的加工方式，可将其分为黑顺片、盐附子、白附片三种。临床上常用黑顺片、白附片两种，盐附子很少应用。从功效上来看，附子具有补火助阳、回阳救逆、驱逐风寒的效用。从外观上来看，黑顺片主要是纵切片，外观上呈三角形，片边为黑褐色、片面暗黄色；同时，在光照下可以清晰地看到纹理，气味比较淡。而白附片采用的是横切的方式，切片较薄，并且为椭圆形，片面为冰糖色、半透明状。

2. 白附子

白附子是独角莲的干燥的块茎，属天南星科植物。此种中药的主要功效是祛风痰、止痛、止痒。在与附子进行区分时，主要是看其外观，白附子为半月形，或者是椭圆形，饮片上有黄白色的斑点，味道较淡，放入口中会有麻舌感。

二、黄芪与桔梗

1. 黄芪

黄芪是荚膜黄芪和蒙古黄芪的根部，属于豆科植物。黄芪的功效主要为利水消肿、补气升阳。与桔梗的鉴别主要是从形状、表面、颜色、气味等方面着手。黄芪为 10~35 mm 灰黄色椭圆形的薄片，有横纹或者纵纹，并且呈放射状，触摸表面比较光滑，嚼服微甜、有豆腥味。

2. 桔梗

桔梗多指桔梗的根，属于桔梗科植物。桔梗的功效为利咽排脓、化痰。桔梗也为圆形的薄片，其颜色为黄白色和白色，表面上有沟纹，并呈现层环状态。其质地硬且脆，用手可以折断，触摸折断之后的断面会有纤维感。其味道微甜，在微甜后出现苦感。

三、秦皮与合欢皮

1. 秦皮

秦皮是白蜡树的干皮，属于木犀科植物。秦皮的功效为明目、止带、解毒止痢、清热燥湿。秦皮的皮厚在 1.5~3 mm 左右，外观上为丝条状，颜色为灰棕色、暗灰色。秦皮内表面和外表面有所差别，内表面比较平缓，为浅黄棕色，外表面比较粗糙，并且有大量的龟裂纹。秦皮容易折断，断面有纤维，并且呈现黄白色。秦皮味苦、无臭。将秦皮放在热水中浸泡，浸泡后的液体放在阳光下会出现碧蓝色荧光。

2. 合欢皮

合欢皮是合欢树的树皮，为豆科植物。合欢皮的功效为活血消肿，安神解郁。合欢皮呈卷筒状或者是半筒状，外皮较厚，在1~3 mm之间。其内表面呈黄白色，并且较为平滑，肉眼就可以看到其内表面上有比较细密的纵纹。其外表面为棕红色，并且表面上附有地衣斑。合欢皮质地硬脆，容易折断，断面为黄白色。合欢皮味道微涩、刺舌，并且在嚼食后喉头有不适感。

四、菟丝子与紫苏子

1. 菟丝子

菟丝子属于旋花科植物的果实。菟丝子的功效为安胎、止泻、固精缩尿、滋补肝肾。菟丝子是直径在1~1.5 mm的球形状药材，表面颜色为黄棕色，并且有小点。菟丝子质地较为坚硬，用牙齿很难咬破，破碎后的菟丝子放入口中有苦涩感。若将菟丝子放到沸水中浸泡，表面会有黏性感，并且外皮破裂之后，可以看到菟丝子的胚，呈现黄白色。

2. 紫苏子

紫苏子是紫苏的干燥果实，为唇形科植物。紫苏子的功效为润肠、平喘、降气消痰。紫苏子是直径在1.5 mm左右的灰褐色的圆形药材，并且表面上会有一层网状的花纹，花纹多为暗紫色，在紫苏子的一端有灰白色果柄痕。紫苏子的外皮比较薄、比较脆，容易咬破，咬破后会有淡淡的清香。将紫苏子放到手中揉搓，在空气中会散发紫苏子的香气。

五、桃仁和苦杏仁

1. 桃仁

桃仁是山桃的成熟种子，为蔷薇科植物。桃仁的功效为润肠通便、活血祛瘀。桃仁扁平，四周薄、中间厚，表面为红棕色，并且有放射性的条纹。桃仁味道微苦。

2. 苦杏仁

苦杏仁是山杏、东北杏等植物的成熟果实，为蔷薇科植物。苦杏仁的功效为润肠通便、止咳平喘。苦杏仁为扁状、心形，表面为红棕色，有较多的分支。苦杏仁味微苦，并且外观上与桃仁相比较小。

综上所述，部分药品的功效存在较大的差异，但是外观性状高度相似。如果不进行有效的鉴别，极易混淆，影响药用的效果，甚至还可能加重病情。临床中药师须有效区分各种容易混淆的中药，以确保临床药物治疗的效果。

参考文献

［1］ 张杨红.9组易混淆中药的真伪鉴别［J］.黔南民族医专学报，2016，4：266-268.
［2］ 朱月健.中药调剂中易混淆中药饮片鉴别方法分析研究［J］.中国卫生标准管理，2015，25：140-141.
［3］ 郑东，苏志坚，褚思娟.几种易混淆中药饮片的经验鉴别［J］.海峡药学，2015，9：38-40.

作者：查晴，苏州市相城区中医医院

病例报告：1 例自身免疫性胃炎合并恶性贫血

自身免疫性胃炎（autoimmune gastritis，AIG），也称为 A 型萎缩性胃炎或 A 型胃炎，是一种因自身免疫功能异常所导致的疾病。主要表现为以胃体黏膜萎缩为主的胃炎，常伴有抗内因子抗体阳性和（或）抗壁细胞抗体阳性，易表现为胃酸缺乏及高胃泌素血症，严重者因维生素 B_{12} 缺乏而有恶性贫血表现。患者常同时伴发其他自身免疫性疾病、胃黏膜增生性疾病（包括增生性息肉）、类癌以及微量营养素缺乏。既往认为 AIG 好发于西方国家，近年来有研究表明，我国 AIG 的患病率并不低，临床工作者仍需进一步加深了解。本文报道 1 例以恶性贫血为主要症状的典型 AIG，旨在提高临床医生对本病的认识，减少误诊和漏诊。

一、临床资料

（一）一般资料

患者女性，46 岁，因"间断恶心、呕吐 1 月"入院。患者一月前出现恶心、呕吐，无腹痛、腹泻，无发热，当地门诊查血常规提示贫血，余未见明显异常，输液治疗 5 天后症状缓解。数天后再次出现恶心、呕吐，间断服用中药治疗，症状反复发作，外院胃镜示：慢性胃炎（未见具体报告）。患者口服 PPI 治疗后无好转，遂至我院门诊就诊并收住院。病程中，患者有活动后胸闷、气短，伴双下肢水肿，夜间休息能平卧，食欲欠佳，尿色较深，无泡沫尿，大便正常，近 1 月体重下降 9 kg。

患者既往陈旧性肺结核病史 24 年，有贫血病史 20 年，曾于外院治疗（未见具体资料），否认其余病史；否认食物、药物过敏史。平素月经规律，月经量正常。

体格检查：体温 36.6 ℃，脉率 106 次/分，呼吸频率 16 次/分，血压 105/54 mmHg，神志清楚，全身皮肤黏膜颜色苍白，巩膜无黄染，双肺呼吸音清，心律齐，腹部软，无压痛、反跳痛，肝脏肋下未触及，脾脏未触及肿大，双下肢轻度水肿。四肢肌力、肌张力未见异常，生理反射存在，病理反射未引出。

（二）辅助检查

血常规：白细胞计数 $2.80×10^9$/L；中性粒细胞百分比 61.1%；红细胞计数 $1.39×10^{12}$/L；血红蛋白 54.0 g/L；血小板 $163.0×10^9$/L。

血生化：谷丙转氨酶 34 U/L；谷草转氨酶 75 U/L；乳酸脱氢酶 9 273 U/L；总胆红素 56.0 μmol/L；结合胆红素 0.0 μmol/L；未结核胆红素 54.0 μmol/L；总蛋白 68.0 g/L；白蛋白 41.0 g/L；尿素氮 4.5 mmol/L；肌酐 61 μmol/L；尿酸 297 μmol/L；葡萄糖 6.6 mmol/L；血钾 4.10 mmol/L。

血清铁三项：总铁结合力 51.0 μmol/L；铁离子 49.4 μmol/L；转铁蛋白 2.26 g/L；血清不饱和铁结合力测定 1.6 μmol/L；血清铁饱和度 96.863 μmol/L。

叶酸：15.23 ng/mL；维生素 B_{12}：86 pg/mL（180～914 pg/mL）。

抗内因子抗体 IgG：阳性；抗壁细胞抗体 IgG：阳性。

骨髓检验：增生活跃骨髓象。

流式细胞免疫荧光分析：未检测到明显急性白血病、NHL 和高危 MDS 相关免疫表型异常证据。

溶血性贫血检测：红细胞孵育渗透脆性试验、G-6-PD 缺陷筛查、DAT、HPT 均阴性。

幽门螺杆菌 IgG 抗体：阴性。

胃泌素-17：90.67pmol/L（1.0～15.0 pmol/L）。

胃蛋白酶原Ⅰ测定：11.10 ng/mL（67～200 ng/mL）；胃蛋白酶原Ⅱ测定：7.40 ng/mL（0～

15 ng/mL）；PGI/PG Ⅱ：1.50 （>3）。

胃镜（图 11）：慢性萎缩性胃炎（符合 A 型胃炎表现）。

快速尿素酶检测：阴性。

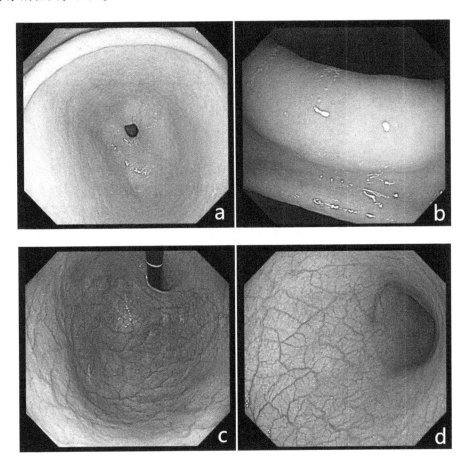

a：胃窦；b：胃角，黏膜光滑，黏膜下血管未见，无明显萎缩；
c：胃底；d：胃体，黏膜菲薄，黏膜下血管透见，明显萎缩征象。

图 11　患者的胃镜表现

（三）诊断

本患者诊断为自身免疫性胃炎，维生素 B_{12} 缺乏，巨幼红细胞贫血。

二、治疗

患者入院后诊断为重度贫血，符合输血指征，予以输注洗涤红细胞两次，共计 3.5 U，纠正贫血。补充维生素 B_{12}，予 0.1 mg 肌注，每日一次；口服复合维生素补充剂（含叶酸、铁、维生素 B_{12}）。出院后予维生素 B_{12} 0.2 mg 肌注，每两周一次，终身补充维生素 B_{12}。

三、治疗结果、随访及转归

经治疗后患者症状好转，无恶心、呕吐等消化道症状，无活动后胸闷、心慌等贫血症状。复查指标均好转（表 66）。出院后随访，患者无不适主诉。转诊至社区门诊治疗，继续补充维生素 B_{12}。定期至我院门诊复查血常规、LDH、维生素 B_{12} 及相关免疫指标，每 2~3 年复查 1 次胃镜。

表 66 主要血液监测指标

监测指标	6 月 9 日	6 月 15 日	6 月 19 日	6 月 28 日
血红蛋白/（g/L）	54.0	90.0	100.0	111.0
红细胞体积/fL	107.2	111.2	108	102.6
血红蛋白量/pg	38.8	34.6	33.2	32.4
LDH/（U/L）	9 273	1 240	730	—

注：分别于 6 月 10 日及 6 月 14 日输血治疗 2 次。

四、讨论

AIG 是一种在自身免疫功能异常的基础上发生的慢性疾病，早期多无典型症状，晚期常有恶性贫血及合并其他自身免疫性疾病。既往认为 AIG 多发生在具有北欧血统的老年妇女，但流行病学的数据较为欠缺。美国有研究报道，AIG 的患病率约 2%，而合并有恶性贫血的患病率为 0.15%~1%，且随年龄增长，患病率逐步增加，但是越来越多的证据表明该疾病可能不存在种族差异。目前我国对于 AIG 的流行病学数据极为缺乏，北京大学第三医院一项研究显示，AIG 在门诊年检出率为 0.9%，同样以老年女性为主。该研究提示 AIG 在我国人群中发病率可能高于预期，目前的发病率、诊断率较低可能与临床医生对该疾病认识不足，尚未进行充分研究有关。

AIG 的发病机制目前仍不明确，可能与 $CD4^+$ T 细胞对胃壁细胞分泌小管膜上的 $H^+ - K^+ -$ ATP 酶产生自身免疫反应，导致壁细胞破坏，泌酸腺受损，胃酸分泌减少，胃黏膜萎缩有关。近年研究显示 A 型胃炎与幽门螺杆菌感染有关，但相应动物研究中却显示幽门螺杆菌抑制了小鼠 AIG 的进展，所以幽门螺杆菌与 AIG 中的关系仍需要进一步探究。

AIG 的临床表现中，多数患者的消化道症状无特异性，可表现为上腹部不适、腹胀、纳差、恶心等；多数患者以血液系统异常为首要就诊表现，多为缺铁性贫血或巨幼红细胞贫血，表现为头晕、乏力、心悸、面色苍白等典型贫血症状。本例患者以无特异性消化道症状为主诉，以巨幼红细胞贫血为首要表现；针对巨幼红细胞贫血进行诊断与鉴别诊断，完善叶酸、维生素 B_{12} 检查，进行骨髓穿刺排除骨髓增生异常综合征、再生障碍性贫血、阵发性睡眠性血红蛋白尿等血液系统疾病。检查结果显示维生素 B_{12} 缺乏，进一步完善抗内因子抗体、抗壁细胞抗体检查及消化内镜检查得到最终诊断。此外，该患者 LDH 异常升高，可能与巨幼红细胞贫血有关，可作为治疗后早期观察疗效指标。本例患者的诊疗过程符合 AIG 的发展认识过程，但仍需要进一步认识 AIG 的其他表现。在一项 160 名 AIG 患者的研究中显示，83 名患者表现为缺铁性贫血。若患者以恶性贫血所致神经、精神症状就诊则可能难以明确诊断，亚急性脊髓联合变性是其最常见的表现之一，以脊髓后索和侧索损害出现深感觉缺失、感觉性共济失调及痉挛性瘫痪为主。

AIG 尚无治愈方法。AIG 患者需要终身补充维生素 B_{12}、叶酸及铁。补充维生素 B_{12} 可以减轻巨幼红细胞贫血和改善神经系统症状。虽然幽门螺杆菌感染在 AIG 发病中的作用尚不完全清楚，但若存在幽门螺杆菌感染，应予根除。明确诊断后须定期复查胃镜，以便早期发现神经内分泌肿瘤、增生性息肉、腺瘤等。通过双向转诊，患者至社区医院接受维生素 B_{12} 治疗，降低疾病对日常生活的干扰；定期至我科门诊复查血液指标，监控病情发展；经系列治疗达到改善患者预后，避免出现相关并发症的目的。

参考文献

[1] KAMADA T, MARUYAMA Y, MONOBE Y, et al. Endoscopic features and clinical importance of autoimmune gastritis [J]. Dig Endosc, 2022, 34(4): 700-713.

[2] 尹朝，齐明，王倩. 自身免疫性胃炎研究进展 [J]. 中华内科杂志，2020，59（4）：322-325.

［3］ MASSIRONI S, ZILLI A, ELVEVI A, et al. The changing face of chronic autoimmune atrophic gastritis：an updated comprehensive perspective［J］.Autoimmun Rev,2019,18(3):215-222.

［4］ ZHANG H, JIN Z, CUI R, et al. Autoimmune metaplastic atrophic gastritis in chinese：a study of 320 patients at a large tertiary medical center［J］.Scand J Gastroenterol, 2017,52(2):150-156.

［5］ 田珂，刘玉兰. 自身免疫性胃炎的临床特点［J］. 中华消化杂志，2013，33（1）：28-32.

［6］ 董肖藤，白云，郑吉敏，等. 自身免疫性胃炎并亚急性脊髓联合变性一例［J］. 中华消化杂志，2018，38（7）：491-492.

作者：冯云赋，杨伟锋，陈非，昆山市第一人民医院
审稿：王欢，昆山市第一人民医院

病例报告：1 例鹦鹉热衣原体感染致成人社区获得性肺炎

成人社区获得性肺炎是基层医疗机构的常见病、多发病，但常见病中往往也会隐藏着一些特殊致病菌，临床上容易漏诊和误诊。本文报道了 1 例少见的鹦鹉热衣原体肺炎患者的诊治过程，结合全科医学特点分析鹦鹉热衣原体肺炎的临床特征和诊疗方法，以期提高社区获得性肺炎的诊疗思维和水平。

成人社区获得性肺炎（community-acquired pneumonia，CAP）指在医院外罹患的肺实质炎症，包括具有明确潜伏期的病原体感染在入院后于潜伏期内发病的肺炎。成人 CAP 在全球各年龄组都有较高的发病率和死亡率。肺炎支原体和肺炎链球菌是我国成人 CAP 的主要致病菌，其他常见病原体包括流感嗜血杆菌、肺炎衣原体、肺炎克雷伯菌及金黄色葡萄球菌。本文报道 1 例少见的鹦鹉热衣原体感染致成人社区获得性肺炎病例的诊治过程，并进行文献复习，同时结合全科医学特点分析鹦鹉热衣原体肺炎的临床特征，以期提高成人社区获得性肺炎的诊疗思维和水平，从而避免临床漏诊和误诊。

一、病例简介

患者男性，66 岁，因"发热伴咳嗽 13 天"于 2021 年 4 月 26 日入住苏州大学附属第一医院全科医学科。患者诉 13 天前无明显诱因开始出现鼻塞干咳，至当地医院查血常规：白细胞 $8.3×10^9/L$，淋巴细胞百分比 17.2%，中性粒细胞百分比 67.9%，C 反应蛋白 44.50 mg/L，予"阿比多尔 0.2 g tid""苏黄止咳胶囊 3 粒 tid"等药物治疗。当天患者出现发热，最高体温达 40 ℃，夜间干咳加重，伴寒战头晕，呕吐腹泻，无腹痛、腹胀、尿频、尿急、尿痛、胸闷、心悸等不适。发病第 3 天至我院急诊就诊，查血常规+C 反应蛋白：白细胞 $8.6×10^9/L$，中性粒细胞百分比 82.2%，C 反应蛋白 116.01 mmol/L，急诊予"更昔洛韦 0.25 g q12h"抗病毒、"头孢西丁钠 2.0 g bid"抗感染治疗，患者仍有发热，但热峰较前有所下降，为 38.9 ℃，傍晚发热明显，伴盗汗，呕吐腹泻症状较前明显改善，干咳症状改善不明显。发病第 11 天就诊我院门

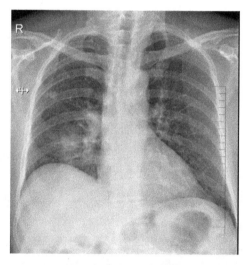

注：右肺见斑片状阴影
图 12 胸部 X 线片（2021 年 4 月 24 日）

诊，查胸片（图 12）：右肺炎症。门诊继续予"头孢西丁钠 2.0 g bid"抗感染，并加用"磷酸奥司他韦 75 mg bid"抗病毒治疗，患者症状较前无明显好转，查胸部 CT（图 13A）：右下肺感染；右上肺陈旧性病变。拟"肺部感染"收入我科。病程中，患者精神、睡眠、饮食可，小便正常，病初有腹泻，后正常，体重减轻 2.5 kg。既往体健。体格检查：体温 36.9 ℃，脉率 84 次/分，呼吸频率 16 次/分，血压 145/95 mmHg，神清，精神软，查体合作，双肺呼吸音清，右下肺可闻及少许湿性啰音，未闻及胸膜摩擦音。心律齐，心音正常，各瓣膜听诊区未闻及杂音及心包摩擦音，腹部平软，无压痛、未触及包块，墨菲（Murphy）征阴性，肝脾肋下未及。移动性浊音阴性，双下肢无水肿，病理征阴性。

我院全科医学科住院检查及诊疗经过如下。粪便隐血：阳性；尿常规、降钙素原、类风湿免疫组套、输血常规、呼吸道感染/肺炎抗体筛查组套、痰培养、系统性小血管炎疾病和肾炎组合均阴性；红细胞沉降率测定：45 mm/h（参考范围 0~15 mm/h）；血凝七项组套：D-二聚体 1.03 mg/L，

抗凝血酶原Ⅲ活性测定 66%，纤维蛋白原 5.47 g/L，凝血酶原时间 13.20 s，部分凝血活酶时间 32.90 s；生化全套：胱抑素 C 1.23 mg/L，白蛋白/球蛋白 0.8，钠 135.1 mmol/L，血糖 7.22 mmol/L，超敏 C-反应蛋白>15.36 mg/L，谷丙转氨酶 115.9 U/L（参考范围 9～50 U/L），钙 2.04 mmol/L，谷草转氨酶 89.2 U/L，乳酸脱氢酶 358.6 U/L，白蛋白 28.1 g/L，尿酸 162.8 μmol/L，α-羟丁酸脱氢酶 274.8 U/L；肿瘤全套：CYFRA2 114.08 ng/mL，糖类抗原 CA 12 556.30 U/mL，铁蛋白>2 000.00ng/mL（参考范围 21.8～274.66 ng/mL）；结核感染 T 细胞检测：阳性；风湿基本组套：AMA-M2 阳性；糖化血红蛋白：8%（参考范围 4%～6%）。入院后予"莫西沙星 0.4 g qd"抗感染 + "磷酸奥司他韦 75 mg bid"抗病毒治疗，"天晴甘美 0.2 g qd"护肝，"氨溴索 30 mg bid"化痰，"孟鲁司特 10 mg qn"止咳。患者多次监测血糖偏高，结合糖化血红蛋白也偏高，诊断"2 型糖尿病"成立，加用"欧唐宁 5 mg qd"降糖处理。患者体温一度恢复正常，入院后第 8 天再次出现发热，最高 38 ℃，第 10 天体温升至 39 ℃（图 14），复查胸平扫 CT（图 13B）：右肺感染，右上肺病灶较前进展，右下肺病灶较前部分吸收；两侧胸腔少量积液；右上肺陈旧性病变。血培养、厌氧菌培养及 GM 试验阴性。考虑初始诊疗失败，于 2021 年 5 月 7 日行纤维支气管镜检查，涂片找霉菌阴性，涂片找结核菌阴性；肺泡灌洗液送检常规细菌培养阴性，送检宏基因二代测序（mNGS），结果示鹦鹉热衣原体（序列数 3，相对丰度 3.75%）。予更改抗生素为"盐酸多西环素 100 mg bid"，体温第 2 天基本恢复正常。5 月 12 日出现双侧大腿皮疹，请皮肤科会诊，考虑过敏性皮炎，予"左西替利嗪、倍他米松乳膏"抗过敏治疗后好转。5 月 15 日复查胸部 CT 平扫（图 13C）：右肺感染，较前部分吸收；两侧胸腔少量积液；右上肺陈旧性病变。患者之后病情稳定，无发热咳嗽，一般情况可，予出院。

出院诊断：社区获得性肺炎（非重症）；鹦鹉热衣原体感染；肝功能不全；2 型糖尿病；过敏性皮炎。

出院后随访：继续口服"多西环素 100 mg bid"，总疗程 3 周后复查胸部 CT 平扫示肺部炎症基本吸收（图 13D）。

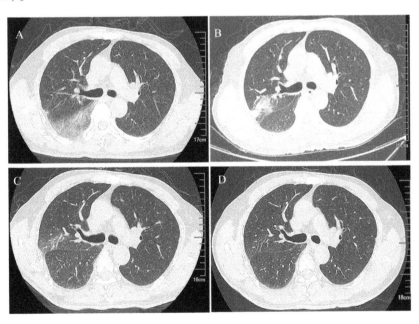

（A）2021 年 4 月 25 日（门诊初治）：右肺下叶见斑片状密度增高影，边界模糊。
（B）2021 年 5 月 5 日（经验性治疗后）：右肺上叶新增密度增高影，右肺下叶见斑片状影较前吸收。
（C）2021 年 5 月 15 日（多西环素治疗 1 周后）：右肺炎症较前吸收。
（D）2021 年 5 月 28 日（多西环素治疗 3 周后）：右肺炎症基本吸收。

图 13　患者诊疗过程中胸部 CT 平扫变化

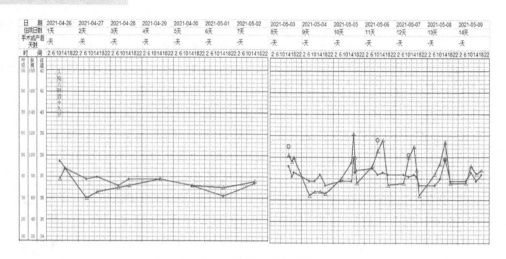

图 14　患者体温曲线图

二、讨论

根据《成人社区获得性肺炎基层诊疗指南（实践版 2018）》，该患者是在社区发病，有发热伴咳嗽症状，肺部可闻及湿啰音，胸部 CT 显示新近出现的斑片状模糊影，且不符合重症肺炎特点，故临床诊断"社区获得性肺炎（非重症）"成立。入院后予经验性抗感染治疗，初始治疗后 48～72 h 对病情进行评估，包括呼吸道及全身症状、体征、一般情况、意识、体温、呼吸频率、心率和血压等生命体征，血生化、血常规、C 反应蛋白等指标。患者以上症状及指标曾一度好转，但于第 8 天时再次出现发热，复查胸部 CT 平扫见右肺病灶部分吸收，部分新增，根据成人 CAP 指南，判断初始治疗失败，建议按照初始治疗失败的流程处理（图 15）：① 再次确认 CAP 的诊断，注意排

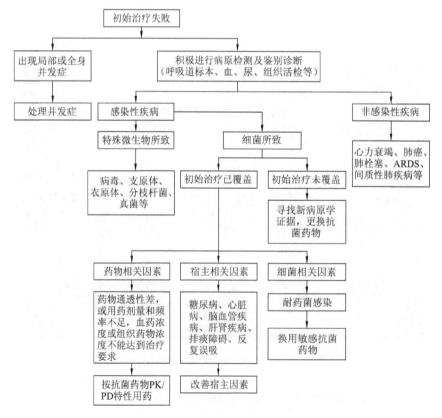

注：PK/PD 为药代/药效动力学。

图 15　社区获得性肺炎初始治疗失败后处理流程图

除或确定有无非感染性疾病；② 调整抗感染药物；③ 病情危重患者在评估转运风险后及时紧急转诊上级医疗机构。该患者无局部或全身并发症，无非感染性疾病依据，因其血检、痰培养病原体检测均为阴性，果断采取纤维支气管镜检查，肺泡灌洗液常规细菌培养呈阴性，送检 mNGS 提示鹦鹉热衣原体，从而明确了该例成人 CAP 的致病菌。

既往文献报道，鹦鹉热衣原体是一种严格细胞内寄生的革兰阴性病原体，人类经由密切接触鹦鹉、家禽、鸽子等疫鸟或吸入气溶胶、羽毛或粪便的粉尘感染。本病潜伏期 1~2 周，长者达 4 周，且发病隐匿，少数无症状，有症状者轻症表现为发热、畏寒、寒战、咽痛、干咳、头痛和胃肠道等症状，严重者可见重症肺炎、心内膜炎和脑炎等多系统并发症。鹦鹉热衣原体肺炎影像学上常表现为单侧下肺炎症，有时也会表现为双肺，磨玻璃样密度影与实变结节共存，实变呈现近胸膜下为主、近扇形或楔形、胸膜多受累的特点。传统鹦鹉热衣原体检测方法主要有病原体分离鉴定、微量免疫荧光法试验、特异性补体结合试验、多重实时聚合酶链反应等。近年来新型检测技术 mNGS 在鹦鹉热衣原体检测中的应用亦见少量报道，与传统检测方法相比具有快速、灵敏度高等优点。

追问病史，患者发病前一周曾有好友赠送其一只活鸡，有明确家禽接触史，符合鹦鹉热衣原体感染的流行病学特征。患者一周后发病，经验性抗感染治疗失败，最终经纤维支气管镜肺泡灌洗液 mNGS 发现鹦鹉热衣原体，明确其为 CAP 的致病菌。鹦鹉热衣原体属于衣原体科，可选择干扰 DNA 和蛋白质合成的四环素类、大环内酯类、喹诺酮类药物作为抗菌药物治疗。本例患者采用了四环素类药物（多西环素 100 mg 口服 bid），治疗 2 天后患者临床症状得到显著改善，1 周后复查胸部 CT 显示炎症吸收明显，总疗程 3 周后门诊复查胸部 CT 示右肺炎症基本吸收，提示治疗效果满意。

总结该病例，作为全科医生，无论在基层医疗机构还是综合性医院的全科医学科，我们都应充分掌握成人社区获得性肺炎的诊疗规范，包括 CAP 的定义、诊断标准、经验性抗菌药物的选择、初始治疗后的评估内容、初始治疗失败后的处理流程、急危重病情判断、基层转诊和多学科会诊（MDT）指征等；同时要提高对少见病原体（如鹦鹉热衣原体）感染的识别和处理能力，加强对 mNGS 诊断技术及临床应用的了解；建立以患者为中心的全科临床思维方式，重视临床问诊和查体技巧，结合患者病史资料及辅助检查结果进行综合评估，善于发现常见病中的不常见致病菌，积极避免临床漏诊和误诊。

参考文献

[1] 中华医学会呼吸病学分会. 中国成人社区获得性肺炎诊断和治疗指南（2016 年版）[J]. 中华结核和呼吸杂志, 2016, 39 (4)：253-279.

[2] 中国成人社区获得性肺炎基层诊疗指南 [J]. 中华结核和呼吸杂志, 2019, 18 (2)：127-133.

[3] 李鹏, 张琪, 苗晋华, 等. 衣原体致病机制研究进展 [J]. 中华医院感染学杂志, 2017, 27 (5)：1193-1196.

[4] 骆煜, 金文婷, 马玉燕, 等. 5 例鹦鹉热衣原体肺炎的诊断及临床特点 [J]. 中华医院感染学杂志, 2020, 30 (22)：3394-3398.

[5] 陈涔, 李园园, 潘频华, 等. 二代测序技术在重症社区获得性肺炎诊断中的意义 [J]. 中国感染控制杂志, 2020, 19 (4)：335-339.

[6] 朱榕生, 罗汝斌, 王选锭. 鹦鹉热衣原体致重症社区获得性肺炎一例 [J]. 中华结核与呼吸杂志, 2019, 42 (7)：548-551.

作者：陈思文，徐坤杰，胡晨玲，苏州大学附属第一医院

审稿：潘旭东，苏州大学附属第一医院

[基金项目：苏州市医学重点扶持学科（SZFCXK202111）]